對症運動，鬆出好健康

痠痛處理達人
世界健身中心太極拳老師　李棟樑 著

熱愛運動者不可或缺的一本書

現代人喜歡運動，但是大部分非專業人士，不了解自己的身體條件，也對正確的運動方法一知半解，往往將運動變成了勞動，未達健身效果卻已傷身。

很高興看到棟樑用他多年學習武術的心得和從事傷害整復工作的經驗，將傳統武術中鬆柔的概念介紹給大家，並以很淺顯的方式分篇敍述，從中西方的角度探討筋、骨、皮、意、氣、力如何相輔相成，如何才能達到「內運外動」之效果，同時書中提及「被動式運動」及「主動式運動」的概念也令人驚艷。

棟樑從民國 81 年任東南科大國術社長時啟蒙，涉獵武術範圍遍及八極拳、螳螂拳、太極拳、八卦掌並鑽研傷害整復等專業領域迄今已逾 20 年，本書以他自身深厚的功底加上大量臨床的實證，告訴大家如何「對症運動，鬆出好健康」，能夠自助自療，作健康有效的運動，遠離腰痠背痛和運動傷害。

本書中的論述，相信對熱愛運動的朋友是一大福音，每一個人都想藉由運動讓自己更健康，文中比較了中國式運動和西方式運動之共同性與差異點，從呼吸到動作協調，無一不是切入要點，簡單清楚，身體的操作，無須爭辯，持之以恆，效益立顯。

好書不厭百回讀，在琳琅滿目的運動書籍中，傳統武術和現代運動科學概念相結合的作品相對稀少，這領域也是我多年來努力研究的範疇，寄望棟樑很快的可以再出版新書，進一步指引大眾如何在不傷身狀態下，越活越勇健，延年益壽，真正享受運動帶來身心靈的快樂！

武壇國術推廣中心會長　林仲曦

結合醫練、融合中西方運動精華的養生寶典

　　一次見識本書作者的整復功力是在 15 年前，在我管理的中醫診所見到他身手俐落的幫患者處理痠痛，手法並非一般推拿師的按揉，而是結合推、拿、扳、搖、拉等手法，精確到位，毫不含糊，其內在的意念、呼吸、勁道與身體外形和諧統一，一看就知道是正統武術家出身，當時心中只有一個念頭：竟然有人跟我一樣英雄出少年？果真他也是練家子，我們兩人一人是少林拳冠軍，一個是太極拳冠軍，也是當時推拿整復界年輕一輩的好手，於是我們一路惺惺相惜至今。

　　年輕時的我們，滿心熱忱想解除民眾的腰痠背痛，苦學各門各派整復手法，相互琢磨。難得的是雖有武術的底子，中國式養生運動薰陶已久，但卻不拘泥中國式運動，反而一起去上瑜伽課、彼拉提斯，勤跑健身房，目的在研究人體力學，探討東、西方對人體運用的差異。

　　今日，我們在各自的領域累積經驗，我專注在脊椎保健；李棟樑老師更進一步研究如何讓民眾「醫練結合」，不但本身成為受數萬患者景仰的痠痛處理達人，更出版這本融合東西方運動精華的養生寶典。

　　「上工治未病，下工治已病。」我國古代許多醫學家不僅擅長醫道，往往又是一名練功師，他們在為病人診病時同時指導病人練功，以控制已病的發展，防止新病之發生。李棟樑老師在推拿整復的臨床工作中，正是恪遵了這一說法，不僅重視疾病的治療，而且更加注意預防疾病的發生和後續發展，正所謂「疾病管理靠醫療，健康促進靠自己」，如何醫練結合？中西如何相輔相成？這都在本書中有著很好的體現。

　　非常榮幸、真誠的將此書推薦給各位讀者，只要將此書落實在生活中，您將發現，您會是自己健康的唯一生產者，創造自己的健康，原來這麼容易！

身體智慧有限公司執行長 / 脊椎保健達人　鄭雲龍

Chapter
5

上肢痠痛問題與保健 *127*

不要痠痛，要運動，鬆出好健康

　　你了解自己的身體嗎？平常有注意自己的身體嗎？或總是感覺到這裡腰痠，那裡背痛，渾身不舒服時，才想到要好好關照自己的身體？

　　我們的身體會說話，你知道嗎？它無時無刻都在對我們傳遞訊息，尤其是關於如何保持身體健康這件事，包含生理與心理，你有聽到、有接收到嗎？

　　我想大部分的時候，我們都是遲鈍的，甚至於無感。為什麼會這樣呢？只要看看現今我們的生活，多數人整日久坐不動，不是面對電腦敲打鍵盤，就是低頭猛滑手機，眼、耳、手忙個不停，卻懶得或忘了運動身體，伸展手腳，讓身體活動活動，運動量明顯不足，難怪慢性筋骨痠痛的人越來越多，甚至國人十大死因中有六項疾病，包括癌症、心臟疾病、腦中風、糖尿病、高血壓及慢性下呼吸道疾病，也與運動不足有關。

　　缺乏運動已是全球排名第四位的致死原因。根據 2014 年國民健康署的「健康危害行為監測調查」結果，國人 15 歲以上民眾每週從事運動行為的身體活動量不足率高達 76%，未達世界衛生組織（WHO）建議的每週 150 分鐘以上，一次持續運動 10 分鐘以上，會流汗也會喘或不會流汗但會喘的中度身體活動運動量。你，是否注意

到與自己息息相關的這種隱性健康危機呢？

成為痠痛處理達人

我很幸運，從小有機會接觸許多武術類運動，不過直到就讀專科學校後，才開始認真學習，接受相關的正式訓練。

一旦開始運動，就容易產生傷害，像是腰痠背痛、閃到腰、扭到腳或膝蓋不舒服等等。傷害若持續不舒服，要懂得找醫生檢查。以我自己為例，因練習八極拳震腳的關係，左大腿膝蓋內側肌肉疼痛，按壓時發現肌肉攣縮成一個球狀，並會移動，此現象一直存在，到醫院檢查後發現，大腿股骨遠端內側多生一個骨疣。當過度運動，肌肉充血膨脹，便會跟這個突出的小骨頭摩擦產生疼痛，所以有些需要震腳的武術動作，我就少練，避免繼續施壓造成更大的傷害。

找到原因後，接著要減緩傷害，除了自己注意，便是找專業人士協助處理，因緣際會下，找到推拿按摩老師協助我放鬆肌肉，活化氣血，暢通經絡，調整體態，有效處理運動傷害。此後讓我對此領域產生了興趣，並想了解、學習，從而進入推拿按摩的專業領域。

原本中國武術就注重養身練氣，加上又學習了氣功，再配合武術中擒拿術肢體接觸的訓練，讓我對於人體的關節、肌肉、穴位等位置有基本認識，跟隨推拿按摩老師系統化按部就班的教學，很快抓住要領進入狀況，學習有了信心，成效自然好。後來我進入中醫診所工作累積許多實務經驗，從民國 85 年開始面對客戶至今，已經累積了 19 年豐富的實作經驗（服務超過 18 萬人次），由於我對人體力學、運動力學及防治痠痛上的獨到見解，加上擅長以白話及圖解的方式讓客戶了解痠痛的成因，將推拿與運動兩者結合用於治療，常讓客戶體驗到顯著而良好的效果。

教學相長 學無止境

　　人都會有痠痛不舒服，工作很累時，我也需要保養。除了與同業互相學習，技術交流，我也會尋訪有名的老師體驗求教，不斷精進自己的技術與視野，不停尋找怎樣更有效解決客戶問題的處理方法，因此不僅運用中國特有的推拿按摩技術、傳統式的養生運動，也融合西方式的健身動作，輔助客戶復健養生。

　　早期，我便會在推拿按摩後教授客戶簡單的運動或復健的動作，不過都以中國傳統式的養生運動為主。後來因為參加健身俱樂部，才開始接觸西方式的健身運動。我注意到西方式的健身運動針對性明顯，強調訓練某一特定肌肉群，或針對某一動作做起來不俐落的肌肉強化，執行容易，記憶簡單，我便試著運用在客戶身上，發現成效更顯著，感受更明顯。於是想要將這些經驗記錄下來，以書的方式呈現，可以讓更多人能夠自助自療，與運動傷害、腰痠背痛說再見。

　　最後藉此書出版的機會，感謝一路以來，在武術上教導、提攜過我的老師們（以求教時間排列）

　　武壇八極拳　林仲曦老師

　　詠　春　拳　陳雨農老師

　　熊式太極拳　陳曉寅老師

　　鄭子太極拳　鄭顯氣老師

　　以及脊椎保健專家鄭雲龍老師，在脊椎保健、痠痛防治方面的相互切磋，教學相長。

李棟樑

【觀念篇】

中國功法
V.S.
西方運動

——

透過西方單一部位的運動伸展後，

再以中國武術運動來保健，

達到身體、精神的全面放鬆，就能鬆出健康。

▶ 中西並用，相輔相成

中國式的養生運動，講究天人合一，內外放鬆，氣血活絡，動作都是全身性的連動，所以比較繁複，牽動到的肌肉群也很多。

例如八段錦中「雙手托天理三焦」這個手往上舉的動作，肢體在轉換過程中，首先會動到手臂內側的肱二頭肌；上提會動到斜角肌，翻掌上去則是動到外側肌肉群、小手臂的肌肉群以及提肩胛肌的位置；整隻手上舉，收縮的是外側的肱三頭肌，內側的肱二頭肌反而不出力。不像西方式運動專注重複在單一部位的肌肉訓練，而是運動中不斷變換，動用到不同部位、不同肌肉群。由於動作繁複，很多人在現場學會，回去後卻很容易就忘記了，然後可能只是因為搞不清楚手畫圈這個動作，到底是順轉或逆轉？就放棄練習，一旦沒有運動，身體疲勞狀態就無法有效、持續的解除。

此外，中國式的養生運動在運動過程中特別強調放鬆的技巧，剛開始練習時，確實不容易掌握，因為你在做動作時，既要有些專注，又要有點放鬆，才能在過程當中達到大腦與身體肌肉的有序配合。

西方式運動則很清楚明確的告訴你，現在做的這個運動訓練哪個部位的肌肉，這塊肌肉能進行什麼樣的動作，屬於孤立性的訓練，與中國式運動相比，較專注在肌肉的收縮訓練上。例如肱二頭肌是主管手臂屈曲動作的肌肉，當我們做端盤子、把前手臂往上的動作時，是因為肱二頭肌的收縮才讓我們可以完成，因此，當你的手提東西無力時，可以單純訓練肱二頭肌。又如體力較弱、膝蓋痠軟，常會站立不穩的年長者，通常是大腿肌肉力量不足，可以透過進行深蹲、坐姿抬腿、弓步下蹲等動作，做下肢肌群（包含股四頭肌、臀肌、腿後肌群）的訓練，強化肌肉收縮的力量，增加站立、行走時的穩定度。

簡單易學的運動容易被一般客戶所接受，因為他們幾乎從來不運動，身體智商（Body Quotient, BQ）較弱，需要重新被訓練與加強。而人會造成痠痛，主因是身體運動所使用的「收縮肌」與「拮抗肌」施力不平均。

　　因此，為有效處理人們的痠痛問題，我的解決方案通常是**先以西方式的運動模式協助解決問題**，教導適合的簡單動作，例如瑜伽、肌肉伸展、肌肉訓練、平衡感訓練等，幫助人們伸展最緊繃部位的肌肉，再教單獨特定肌群的強化動作，之後當進展到不易痠痛的保養階段時，則**再加上講究放鬆技巧的中國式的養生運動**，包括太極拳及傳統武術中的基本動作和八段錦、氣功等養生運動。

　　因此在本書中結合了中、西方不同特色的保健運動，簡單易學，希望讀者能從西方運動中學習伸展放鬆，再從中國功法中練習保健養生，如此才能真正脫離痠痛。接下來的章節，我們分別說明中國與西方保健的方法。

實 證 分 享

▶ 推廣健康的解惑者

　　李棟樑老師，是我認識多年非常信賴的痠痛處理專家，不但具有協助人們解除病痛的熱忱，精湛獨到的整脊技藝，也是一位熱情推廣健康之道的解惑者，他會耐著性子以淺顯易懂的方式講解，有效運用所學對症處理痠痛，並提供切合需要的復健運動建議，教導我如何管理自己的身體健康。假若有身體痠痛的困擾，真誠推薦你來請問學有專精，術有所成，熱忱服務，時時精進的李老師！（靈性工作者李小姐）

▶ 認識「推拿」的基本定義

我們在生活中常常聽到「推拿」、「按摩」、「正骨」、「整脊」、「整復」等名詞，你可能以為這些都指同一件事，其實這些名詞有所區別。

「推拿」與「按摩」都是中國自古以來就有的名詞，但事實上，「推拿」古時稱「按摩」、「按蹻」、「喬摩」等，直到明代才正式出現「推拿」這個名稱。

所以早期，「按摩」、「推拿」是指同一件事。不過演變至今，「推拿」一詞已成為正式的臨床學科名稱。但在名詞混雜使用情況下，目前社會上慣稱的「按摩」和「推拿」，多數時候是指同一種類的民俗療法。

此外，清代《醫宗金鑑・正骨心法要旨》一書中總結中國自古以來正骨推拿有八種手法，按、摩、推、拿就是其中四種，另外四種為摸、接、端、提。

所以，「正骨」是傳統中醫推拿的說法；「整脊」則是西方另類療法中，「脊骨矯治（spinal manual therapy）」、「脊骨神經學（Chiropractic）」等的通俗說法；而「整復」則是台灣特有的講法。

「推拿」是中國特有的古老民俗療法，其理論與中醫及五行皆相關，是運用徒手手法或借助一定的輔助工具，作用於患者體表特定部位或穴位治療疾患的一種療癒方法。

古代醫書說：「凡傷損處，只需揣摸，骨頭平正不平正，便可見。當先揉筋，令其和軟；再按其骨，徐徐合縫。」即所謂「正骨、理筋、

復位」等治療法，可以協助調節人體的生理、病理狀況，達到防治疾病的目的，屬於中醫外治法範疇。

在中醫醫療體系中，按摩推拿有其一套完整的理論，運用歷史可追溯千年以上，施作手法種類繁多，在古早年代常應用於治療內外科、婦科、兒科、骨傷科等疾病。中醫治療一般分為「皮、脈、肌、筋、骨」五個層次，按摩推拿則主要施作在身體表面特定部位，以各種手法恢復或改善身體機能，達到疏通經絡，促進氣血運行，調整臟腑功能，鬆解黏連關節，增強人體免疫能力等目的。

實 證 分 享

專屬設計的復健運動，治本又治標

我是一個已經看中醫整脊至少超過 10 年的人，其實一直都沒辦法好的原因我也心知肚明，大部分都是自己的問題。遇到李棟樑老師後，我發現他和我之前看的老師有很大的不同，一般都是你到場後幫你喬一喬，但過沒多久又會走位跑掉，而李老師除了幫你現場調整外，也會為你的病況設計一套復健動作，因為他很清楚身體健康大部分的維持還是要依靠自己，這樣才能真正的治本而不只是治標，這是我遇過非常不一樣的處理方式。此外他還會結合醫學原理，讓你知道你的問題在哪裡，可以真正的瞭解問題、解決問題。如果你確實有痠痛的困擾，推薦你來找老師處理，一定包君滿意！（不動產經紀林先生）

▶ 推拿是一種被動式運動

　　每個人經過勞動之後一定會產生乳酸堆積，造成所謂的痠痛，這些身體廢物的產生需要被代謝，當無法被代謝時，就需要借助按摩推拿。推拿按摩可以幫助身體囤積的廢物排除，提升新陳代謝機能，有效處理痠痛問題，緩和筋骨肌肉的不適。

推拿按摩，鬆弛肌肉

　　此外，人體構造上所有的肌肉骨骼都互相牽連在一起，肌肉附著在骨頭上面，並橫跨兩個骨頭，因此當肌肉收縮，會牽拉骨骼關節產生活動，進而使骨頭產生移動現象。某些肌肉因為日常生活中一些重複、累積的動作，便容易形成緊縮狀態，甚至造成骨骼偏位，此時就需要透過推拿按摩的技術，協助肌肉鬆弛，骨骼復位，以恢復身體正常架構與運作機能。

　　中醫在推拿按摩上較著重於「筋」。筋，是肌肉、肌腱、韌帶等組織的統稱。中醫所謂的筋，還分大筋、小筋，大的肌肉、小的肌肉都算，再進一步更細分為肉跟筋，但很多時候口語表達都稱筋。所謂的肉就是大塊的肌肉，只是描述的點不一樣，不同門派的描述會有一些差異性，比如腿後大塊的肌肉就稱為肉，或叫膕，然而很多時候就叫筋，大腿筋，大腿後筋等。

　　由於痠痛通常發生在肌肉上面，所以當有痠痛產生時才會需要

進行推拿按摩。東方的推拿按摩對肌肉的著墨比西方一些整脊方法還多，但不同於一般的按摩（Massage）。一般的按摩很容易讓你放鬆、舒服，進而睡著，但在推拿按摩的過程中通常不太會，除非是在後續做為保養的階段才容易。這是因為肌肉一旦放鬆，身體精神一定跟著放鬆，就容易睡著，可是當你剛開始接受推拿按摩，因身體有痠痛症狀，此時按壓都會有比較疼痛的感覺，所以基本上反而會比較振奮精神不易睡著。

痠痛累積，不可忽視

不過，不僅是做運動的人需要推拿按摩，任何人都可以進行。因為會產生痠痛的原因，還有姿勢不良，甚至是缺乏運動，其中勞動者是主要的好發族群。

勞動、運動最大的差異在於：勞動是固定姿勢、固定方位的動作重複，加上使用次數頻繁，像作業生產線那樣一直做單一動作：把東西拿起來、拼裝、組合。只要過度進行固定動作就會造成特定肌肉的痠痛。

運動則是全身性所有肌肉的活動，而且是不同部位的肌肉，一階段一階段的訓練、活動，不會一直進行固定、單一方向的運動。例如做有氧運動會動到手、動到腳、動到腰，所有的肌群會輪流動到，而不單純只動某個部位，所以運動時若只固定做某些單獨肌肉的運動，做多了會產生痠痛現象，當痠痛無法被正常代謝，就容易累積成傷害。

若平常有在運動，無論從事中國式的運動或西方式的運動，基本上都容易會發生痠痛問題。身體只要有動就會產生乳酸，乳酸要是無法代謝，累積久了就會形成痠痛，肌肉便會呈現不平衡的緊繃狀態。當肌肉無法放鬆，人的精神也會被影響無法放鬆，這時再繼續原來的

運動方式可能適得其反，形成運動傷害，所以痠痛問題雖然看似不嚴重，卻是不容輕忽的健康大事。

推拿按摩其實屬於被動式的運動，當你產生痠痛，沒有辦法自己解決、不想自己解決或不知道怎麼解決時，都可以藉由推拿按摩協助處理，短期內快速又有效，即時緩解身體不適，並協助身體保持在一個良好狀態。

❖ 什麼是新陳代謝？

所謂的代謝並不是指有吃有喝有拉就運作正常，這些只是表示身體排泄正常，不代表細胞裡的營養成分與廢物有做到新舊交換，像有些人吃進去就拉出來，不代表新陳代謝良好。

代謝狀況好不好，可以藉由觀察自己的精神好不好，疲勞容不容易排除，睡了覺隔天精神是否很好，並且是否不會有什麼痠痛等情形判斷。如果休息之後還是感到很痠痛，很累，有睡不飽的感覺，那就表示你的新陳代謝不太良好。

精神跟睡眠都是一個自我判讀健康狀態好不好的指標。所以人要練習自我覺察，像有些人因為不注意或不在意自己身體感官呈現出的各種微小訊號或徵兆，長期忽略與壓抑，久了就容易變成讓你無法忽視的疾病。

最聰明的健康投資：主動式運動

　　推拿按摩可做為日常保健、身體保養的一環，但就長遠效益而言，**解決痠痛、保持健康最好的方法，仍是透過自我主動式運動**。人活著就要動，運動本來就該成為日常生活的固定環節。至於你要選擇中國式運動或西方式運動皆可，依各人喜好、適合的方式來決定。

　　像老人家剛開始運動時若做肌力訓練會比較累，我通常會建議先從太極拳、氣功這些中國式的養生運動開始，比較輕柔緩和。等到運動者自己覺得身體氣力提升，想再促進健康，則可再做肌力訓練，針對個人身心需求進行強化。比如說走路不穩，容易搖晃的人，要加強鍛鍊大腿與足踝部，強化站立平衡的肌肉能力。

　　運動即身體活動，是指運用骨骼肌，且能產生實質能量消耗的任何身體動作。運動的層次又分很多種，比如劇烈運動、緩和運動、一般運動，稍微劇烈一點，心跳率開始加快的運動，或心跳率非常快，例如打籃球、跑步、游泳、100 公尺快跑、200 公尺快跑等，當然也有非常輕柔的運動，例如氣功養生、呼吸冥想。

認識骨骼與關節

　　在此先說明較容易被理解的西方運動生理結構基本概念。人的身體之所以能夠自由行走、跑步、拿取物品等，是由於骨骼、肌肉、關節、肌腱等支持運動的系統共同合作才能做到。

「骨骼」最主要的功能是支撐我們的身體，讓我們能直挺站立，它也負責在骨髓裡製造血液，並是儲存協助肌肉收縮、傳達神經興奮感、血液凝固等細胞生命活動不可欠缺的物質——鈣質的重要倉庫。

「關節」主要負責連接骨骼，為防止肌肉和其他組織受到損傷，限制著骨骼可動範圍與運動方向，依其活動程度分為「可動關節」，例如肩關節、膝關節；「不動關節」，例如頭顱骨；「微動關節」，例如脊椎骨三種，而依結構則又可分為以下三種關節：

1. 纖維性關節：骨頭與骨頭之間以纖維結締組織相連，例如尺骨與橈骨間的骨間膜。

2. 軟骨性關節：以軟骨相連，例如脊椎骨間的椎間盤。

3. 滑膜關節：滑膜關節的組成比較複雜，包含關節囊、關節腔、關節軟骨、關節韌帶等，例如膝關節。

人體運動仰賴肌肉收縮伸展

除了骨骼、關節外，人體要能活動自如，還需要肌肉與肌腱的配合。一般講到肌肉，指的都是分布於骨骼上的肌肉——骨骼肌，這是可以靠自己的意志控制的隨意肌，其上有橫紋，故又稱橫紋肌，是發熱器官，有促進血液循環的作用，是體熱產生最大的供給來源，在維持人體體溫方面扮演重要角色。

正常人體內有數百條骨骼肌，約占一般人體重的 40％至 50％。骨骼肌由無數條肌纖維所構成，並以帶有白色光澤的堅韌結締組織纖維束構成的「腱（肌腱）」附著於骨骼上。肌腱負責將肌肉連接到骨骼，它非常強韌有力能承受肌肉拉伸的張力。一塊肌肉的起始和停止處都以肌腱分別附著在兩根或兩塊以上不同骨骼上，因此收縮肌肉才會造成骨骼的移動。

通常進行一個運動，得由多種肌肉同時運作才能完成。肌肉都是成雙成對的構造，若一塊肌肉是往上動作，就會有相對的一塊是往下動作，一塊是往右，就會有另一塊是相對往左。骨骼肌擁有產生動作的肌肉，稱為「收縮肌」，和與之作用力相反的對側肌肉，稱「拮抗肌」。例如上手臂負責彎曲手肘的肱二頭肌，當它收縮做手臂彎曲動作時，相對的拮抗肌是肱三頭肌則保持鬆弛狀態，反之，當手臂伸直，手肘伸展，收縮肌是肱三頭肌，肱二頭肌則變成拮抗肌角色。

● 手臂內屈時 ····················· ● 手臂往前伸展時 ····················

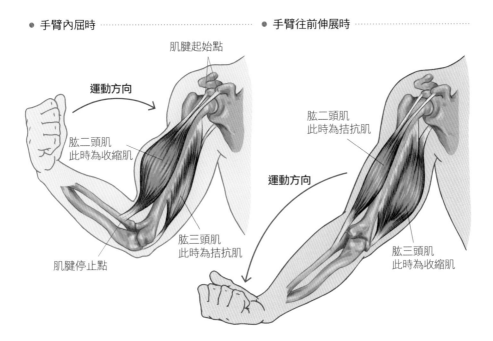

肌肉收縮的形式可分為等長、等張（又分向心與離心）、等速三種：

1. 等長收縮：用力時，肌肉長度與關節角度不改變，維持靜止狀態的訓練方式（例如手推牆壁、蹲馬步、做引體向上動作時，手抓橫桿將身體懸掛著），又稱靜態收縮，是最簡便的一種訓練方式。

2. 等張收縮：用力時，關節移動，張力不變（負荷固定）的訓練

方式（例如傳統推舉槓鈴的方式），又稱動態收縮，再細分成向心收縮與離心收縮：

- 向心收縮：用力時，肌肉長度變短的訓練方式
- 離心收縮：用力時，肌肉被動伸展，長度變長的訓練方式

3. 等速收縮：用力時，關節移動，速度不變的訓練方式，須有特殊器材才能進行，常做為測量肌力使用。

多做離心收縮動作，可使肌肉產熱速度加快，也可刺激肌肉生長速度加快。

以上簡單說明人體要完成任何動作，不可或缺分工合作四大要件：骨骼、肌肉、關節、肌腱彼此的關係。接下來我們來談氧氣與運動的關係。

氧氣、能量與運動

　　生物都需要氧氣，氧氣幫助細胞獲得能量，也將養分轉換為能量。根據能量不滅定律，任何型態的能量都能轉換成另一型態的能量使用。

　　在人體中，醣類（又稱碳水化合物，經消化後會分解成葡萄糖）是主要的供能物質，但這些有機物中的能量不能直接被生物體利用，需要被分解才能將能量釋放並轉移，而肌肉收縮需要能量才能運作，其最重要的能量來源為腺嘌呤核苷三磷酸，也稱腺核苷三磷酸、三磷酸腺苷，簡稱 ATP（adenosine triphosphate），它是細胞進行代謝所需能量直接來源，也是維持人體生命不可或缺的供能物質。

　　肌肉要怎麼獲得 ATP 呢？有三種方式：

　　1. 從肌肉裡的高能量化合物：磷酸肌酸（phosphocreatine，簡稱 PC；或稱 creatine phosphate，CP）提取製造。這是最快速獲得 ATP 的方法，不需要把氧氣輸送到肌肉中，但大約 10 秒就達到巔峰狀態，無法持久，供給時間短，像 100 公尺短跑競賽，就是利用這種能量的最佳代表，適合強度大、速度高，只需在數秒間完成的活動，如起跑、跳躍、投擲、舉重等，以及運動範圍在 40 至 100 公尺距離的訓練方式。

　　2. 利用儲存在肌肉裡的肌醣（muscle glycogen）。在人體內，所有碳水化合物都要先轉化為葡萄糖，才可以被立刻使用，又或者轉化為醣類，以肝醣（liver glycogen）及肌醣的形式，分別儲存於肝臟與肌肉內。這種方式可不需要氧氣參與，能夠在很短的時間內提供能量給肌

肉活動用，一些需在 1 至 3 分鐘內完成的強度活動，如 400 公尺、800 公尺短跑競賽常會使用到，可以說當磷酸肌酸用完，就換醣類支撐，不過因為是在無氧狀態下用醣類當燃料，產生 ATP 的同時也會產生與疲勞有關的代謝產物——乳酸。當乳酸累積到某個上限後，人體會因為肌肉嚴重疲勞而被迫停止工作，此時必須提供肌肉氧氣才能排除堆積的乳酸，所以運動後的肌肉按摩、休息放鬆；或是補充糖分、維他命 B 群等都是促進血液循環，運送更多氧氣給肌肉的有效辦法，能幫助運送代謝的廢棄物，恢復疲勞。

3. 分解攝取自血液裡的葡萄糖（血糖）或脂肪酸（血脂）來製造 ATP。 這種反應速度比第 2 種方式慢，但只要呼吸數和循環血液量增加，持續供應充足養分或氧氣，就可以長時間源源不絕製造能量，而且因此系統為有氧運作，故不會產生疲勞代謝物——乳酸。當人體處於安靜或休息的狀態，及進行任何維持 10 分鐘以上，時間長、強度小的運動項目，例如散步、慢跑、馬拉松長跑、體操、蛙泳、太極拳等，都由此有氧系統供應能量。此系統的主要燃料是醣類和脂肪，20 分鐘以內結束的運動項目皆以醣類為燃料，直到運動持續超過 20 分鐘以上，醣類的儲備量明顯下降時，脂肪才會逐漸取而代之成為燃料。

綜上所述，**運動時肌肉所消耗能量的優先順序為：肌肉中的磷酸肌酸、肝醣→血液中的葡萄糖→肝臟中的肝醣→血液中的中性脂肪（又稱三酸甘油酯）**，也就是說運動開始初期會先消耗醣類，直到持續運動 20 分鐘以上，脂肪才會開始慢慢加入燃燒，再繼續超過 1 小時或更久，脂肪的消耗比例便越來越高。不過人體需保持適當比例的脂肪才健康，也一定會有脂肪，重點在於它跟肌肉佔體重百分比的多寡關係，明顯形成體態外觀差異，並影響整體新陳代謝運作速度。

下一章，我們接著繼續介紹有氧運動與無氧運動。

有氧運動與無氧運動

　　有氧運動是指保持長時間進行一項運動，而且運動強度不高，但運動中適時提高呼吸與心跳數，以便有效提升人體心肺耐力功能為目的之體育活動，能幫助控制體重；**無氧運動**則是指短時間進行，運動強度高，呼吸急促，無氧代謝，強調速度、力量、爆發力、反應時間的運動，比較不會燃燒到脂肪，但有助增強肌力、肌耐力與雕塑體型。

　　我們的身體狀態在轉換時，有氧運動能讓更多氧進入身體內幫助我們燃燒因進食所攝取、囤積的醣類與脂肪（油脂）。可以比喻氧是助燃劑，它能把身體內的物質做一種能量轉換。當身體處在無氧狀態時，能量轉換率是低的，有氧狀態時，能量轉換率是高的，好像燃燒一樣東西時，冒黑煙就是燃燒不完全，要冒白煙，甚至最後無煙狀態，才真正燃燒完全，所以能量有沒有被完全利用，以及利用的層次到達哪個程度，氧扮演了重要的催化角色。

　　以跑步運動為例，跑的距離在 800 公尺以下都算無氧運動，以上才算有氧運動。如果我們觀察 800 公尺以內運動選手的肌肉形態，會發現大腿肌肉粗壯、塊狀線條明顯，馬拉松長跑選手則是精瘦，感覺沒什麼肌肉，但又看起來結實，這是因為兩者身體需要儲存的東西不同。

　　前面我們提過，肌肉收縮運動需要能量，一個醣類分子正常可以轉換出 38 個單位的 ATP（腺嘌呤核苷三磷酸），但在無氧供給的燃燒狀態下只能轉換出 2 個 ATP，跟在有氧供給的燃燒狀態下可以轉換 38 個，差了 19 倍之多，所以無氧運動時，身體的醣類要多提供 19 倍

能量才夠運用，因此為了能夠快速提供這麼大量的能源，肌肉量必需增加，才能儲存足夠的醣類供快速轉換之用，這也是為什麼短跑選手的脂肪比例比馬拉松選手的脂肪比例低的原因。

跑步競賽 800 公尺以下的選手，需要的是爆發力，尤其 100、200 公尺短跑選手，爆發力要強，才能一馬當先衝向終點，故而需要急速燃燒醣類，身體發展的重點就自然變成要在肌肉內多儲存點肝醣，因此較注重訓練肌肉質量，體態看起來就粗壯；長跑選手要的則是儲存脂肪，以便在長時間的運動過程中持續轉換出更多能量支持。

實 證 分 享

⊱ 復健後，肌肉延展性竟然更好了。

因為我在運動時不小心使髖關節受傷，不能上瑜伽課，洪光明老師知道後，只有一句話：「去找人體力學專家李棟樑老師」。乍見李老師長得一副娃娃臉，脫口而出的稱呼竟是「Cavin 老師」，從此一直把李老師叫小了，幸好他也不以為意。Cavin 老師首先會瞭解受傷部位，還有受傷經過，接著從身體背後開始放鬆筋骨，順序是頸部、肩膀、胸椎、腰椎、臀部、雙腿和雙腳。轉正面後，再檢視頸椎關節以及雙手手肘、手腕、指節。全身都舒緩放鬆後，再針對受傷位置加以調整。讓老師推拿大約 2 星期後，他指導了幾個簡單的復健動作，要我回家天天做。因為每週都找老師解除痛苦，老師對我進步的狀況瞭若指掌，我根本不敢偷懶，老師也會適時更換不同動作，訓練不同的肌群。就這樣又經過一個多月，老師認為我可以恢復上瑜伽課，因為「瑜伽體位法有助於受傷部位復原」。被老師勸說後，真的鼓起勇氣去上課，很驚訝以前做不好的伸展，居然都可以延伸得更徹底，真是感謝李老師！（王小姐）

▶ 有氧運動與脂肪的消耗

　　人體的皮膚由外而內分為表皮、真皮與皮下組織。最底層的皮下組織是儲存脂肪的地方，覆蓋身體表面，具有維持體溫、儲存能量、接受外來刺激，緩衝保護身體骨骼與肌肉的作用，與人的體態曲線呈現也有很大的關係。

脂肪是人體之不可或缺

　　脂肪是身體在能量儲存上的最後一道關卡，也是能量要運用時最慢被拿出來用的，有點像是鎮店之寶的概念。一般在沒有東西可吃的狀態下，醣類（碳水化合物）在幾小時後會被消耗掉，蛋白質也是，供應能量有限，而人若沒有肌肉就等於失去活動能力，最後能仰賴的救星是脂肪，所以脂肪對人體而言是不可或缺的重要存在。

　　有氧運動才有辦法讓脂肪拿出來使用，無氧運動則完全不會動用到脂肪。很多人想瘦身，但他的運動狀態往往在還沒動用到脂肪能量的情況下就休息了，這樣無論怎麼運動都不會瘦，反而運動完，肚子餓了又去吃吃喝喝變得更胖。從能量的角度看體重控制，簡單講，**就是吃進去比消耗的多就會胖，消耗的比你吃進去的多就會瘦**。

　　任何運動開始初期一定會先經過無氧燃燒狀態，之後才進入有氧燃燒狀態，所以運動必需維持一定時間、期間才會見效。所謂「體適能 333 計畫」，1 週至少運動 3 次，一次至少 30 分鐘，運動時心跳率達到每分鐘 130 次以上，就是在推廣這個觀念。

有氧運動的判別

　　究竟最適合燃燒脂肪的運動強度與運動量要如何決定呢？最佳的方式是測量每分鐘的心跳數，理想心跳數的算法是220減去你的年齡，乘以65％至75％之間。例如40歲的人的燃脂心跳率是（220－40）×65％ =117～（220－40）×75％ =135之間，另外以運動時說話速度有點喘，但仍可以說話的程度判斷也行。

　　當你每次運動持續30分鐘，基本上運動的前15至20分鐘都屬無氧運動，之後才進入有氧運動。無氧運動時，大部分都是醣類在燃燒，只有持續做有氧運動20分鐘以上時，才會由醣類為主轉成以脂肪為主來供給能量。所以，要有效率地消除脂肪就必須採取低強度且持續20分鐘以上的有氧耐力運動。

　　無氧運動通常是高強度的激烈運動，能量需求極大，所以心臟來不及運送足夠的氧氣給活動中的肌肉，於是身體就透過「無氧解醣反應」來分解事先儲備的醣類以提供能量，醣類分解的結果會產生大量乳酸堆積在肌肉中，造成肌肉痠痛和抽筋（停止呼吸去做運動也是採用無氧系統的解醣反應）。這些堆積的乳酸要等到氧氣送達後才能進一步代謝。

● **有氧運動與無氧運動比較表**

項目	有氧運動	無氧運動
訓練效果	促進心肺功能、體重控制、降低脂肪	增加肌肉力量、爆發力、反應時間、速度
運動強度	適度，約50％至90％的最大心跳率	很高，幾乎接近個人最大能力的90％最大心跳率以上
運動時氧氣供應	充足	不足
能量來源	主要為葡萄糖與脂肪	葡萄糖和身體貯存的能量

項目	有氧運動	無氧運動
能量產生	產生較多能量（ATP）	產生較少能量
運動持續時間	較長	短暫
乳酸產生情形	濃度未變或增加不多	大量產生
運動時的感受	有負荷感，但尚可講話，感受較輕鬆舒暢	呼吸急促甚至困難，肌肉會痠痛、感受較艱辛
受傷程度	較少	稍高
類型	太極拳、快走、慢跑、有氧舞蹈等	武術、100 或 200 公尺短跑、舉重等

實 證 分 享

認真執行伸展後，舒緩疼痛、預防傷害

我先生非常酷愛運動，但運動有個小小的缺點就是方法用錯會受傷！長期的方法錯誤導致的就是受傷疼痛的地方反覆發作。

全台灣的推拿師傅多如牛毛，推得好的人當然很多，但像李老師這樣既是推拿高手又懂運動復健的可就非常稀有。我先生尤其酷愛鐵人 3 項運動，所以沒有疼痛、活動自如的身體對他來說很重要，但各位知道嗎？李老師其實可以只要推拿就好，反正客人痛了還會再來，但他是一個真正「希望客戶過的好」的好師傅，透過認真執行李老師所教的伸展、復健運動，我先生的疼痛不僅獲得舒緩，更進一步「預防」了傷害的發生。

各位好朋友，當您身體產生疼痛，您的時間又那麼寶貴，是否一想到要長期推拿，一念之差就寧可讓疼痛繼續惡化呢？親愛的朋友，您一定要來找李老師，省時又省荷包，是您最好的選擇！（運動愛好者之妻潘小姐）

中國武術養身法與西方運動保健法

　　老祖宗的智慧告訴我們，從華佗時代的「五禽戲」，後續的「八段錦」，以及「少林易筋經」之類的動作，都能幫助我們釋放身體的壓力，達到肌肉伸展，氣血活絡，臟腑調理，身腦協調等目的。

　　中國式的養生運動，首推就是中國武術，其最大的特點在於整體性，它的某些觀念與中醫相符，又比較著重天人合一理論，因此在動作表現上能讓身體整體一起運作活動，然而現代許多人卻也因此特點，無法藉由習練中國武術達到身心全面性俱佳的效果。

中國武術以鬆為特色

　　中國武術運動著重在意念、氣血、肢體的配合，放鬆更是其特別強調的部分，因為放鬆，才能讓氣血更加流動順暢，反而不太著重心跳率。西方式運動則較注重心臟跳動強不強，因為心臟跳動夠強，血液流動速度相對就快，新陳代謝也會快。心臟如同馬達，在人體循環系統中扮演關鍵角色，隨著規律有效的收縮及舒張，血液及氧氣才能被輸送到全身的組織器官。

　　此外，中國武術與西方式運動，最大的一個差異在於呼吸，在於氧的運用量。中國武術對氧的運用量相對西方式運動為高，所以可以不用進行激烈程度的運動就能達到一定的運動效果。

● 中國式運動與西方式運動比較表

項目	中國式運動	西方式運動
呼　　吸	講究呼吸吐納連綿不絕 學習初期不需特別配合所做動作	需配合所做動作肌肉的收縮與放鬆狀態進行
意　　念	較強調放鬆	較注重專心
動 作 協 調	多個動作同時進行	一次進行一個動作
準　確　性	更講求流暢度，所以初學時期通常不太要求，因為動作較複雜不容易記	非常注重，特別避免因姿勢不正確與施力不當而受傷
肌　　力	一開始較注重整體肌力，會隨動作熟練度漸漸增強	一開始較注重局部肌力訓練
耐　　力	較注重整體耐力，當動作講究緩慢沉靜，以及站樁類練習時特別會鍛鍊到	一開始較注重特定肌肉群的肌耐力訓練
個　別　性	即使單招訓練也是多個動作同時進行	拆解式訓練，較為優秀
整　體　性	重視身心內外天人合一	重視體態身形

　　同樣吸入一定量的空氣，就氧的運用量，中國武術對氧的使用程度較高，利用率的百分比也高。中國武術的特別就在利用呼吸、意念的引導控制，讓肢體動作容易和諧，協調性更佳，也就是說，呼吸加意念，能幫助肢體更加團結合作齊奮鬥。運動時，透過意念的調整，身體能更快準備妥當進入狀況，加速進入有氧燃燒階段，因此可使用到較高比例的氧。

　　中國式的武術運動雖因在呼吸方面注意調整較多，進入有氧燃燒的時程比較短，但還是需要一定的轉換時間。任何能量的轉換一定需要時間，像人體要將脂肪轉換成醣類，這個動作，中間大概要

經過20分鐘，但把醣類轉換成葡萄糖的ATP能量，費時短，速度快，容易轉換，身體自然優先選擇完成這個動作，如同你手上有零錢（醣類）跟大鈔（脂肪），現在要求你馬上支付一筆小額費用（做動作），你必須把大鈔先換成小鈔才能付錢，跟你直接拿零錢付錢，速度是不一樣的，也因此脂肪所儲存的能量比醣類多出很多倍，不容易被花掉。

鬆筋骨能活百脈，中國武術長期保健效果佳

再談西方式運動與中國式運動兩者的差異。

西方式運動一開始就是針對單獨肌肉做訓練，目的就是要控制到你能夠單獨收縮，單獨使用這些肌肉的程度，而這必須遵循一定的訓練過程，能量燃燒也就比較慢一點，像把汽車零件拆開來個別處理，一次調整一點；中國式運動則一開始就注重整體，初期強化要點就在呼吸跟動作協調上，好比發動汽車，先注意油門排氣順不順暢，方向操控靈不靈敏。

當然東西雙方都注意呼吸、意念、肢體，不過比重不同，西方更關注單一肌群訓練動作執行的準確性，以及運動量是否足夠，重複次數是否足夠，東方則更強調與專注在呼吸、意念及肢體協調。

由於武術動作同時間連結的肌肉眾多，許多時候光是動作招式就記不清楚，一個頭兩個大，反而無法達到保健效果。所以我會建議先利用西方式運動的特性，針對不同單一肌群進行訓練，增加較弱肌群的活動量，進而強化個人整體運動機能。

西方式的運動特點就是拆解動作，針對單一肌群做訓練。比如做某個動作主要強化的是某一塊肌肉，如果換個方位做，強化到的又是不同部位。

所以就特定肌肉群的強化訓練，西方式的運動比較到位，然以中國式運動——武術的特點來講，它對促進人體整體氣血循環流動，以及著重放鬆的技巧有獨到之處，這是跟西方式運動最大的差別。

再從執行時間長短效益來看，西方式運動在短期指標上效果較好，因其主要針對單獨肌群做訓練，進行方式通常固定少變化，配合人體肌肉每塊走向不同，當一特定肌肉收縮時，只會帶動一個角度的活動，所以能很明確知道做什麼樣的動作可以強化哪一部位的肌肉，這是實行西方運動短期效果顯著的優點。不過說到長期的養生效益，中國武術運動略具優勢。

鬆→定→靜→安→慮→得，達到身心和諧境界

人為什麼要運動，很重要的原因之一是身體細胞會自然老化，一旦其利用率越來越差，身體機能就會跟著變差，吸收進來的養分量少，排出去的廢物量也少。

當身體產生廢物變多，養分吸收變差，若剛好身體內外受到損傷，修復的速度會因而變慢，此時就要藉由運動加強氧氣呼吸、血液循環過程，以讓細胞交換養分與廢物的功能恢復正常，加快排除廢物的代謝速度，人體才能確實吸收充足養分，加速修補損傷部位，回復身體正常運作機能。

養生是什麼？就是日常生活中的保養。

將中國武術運動當作日常生活中的保健運動是最佳的選擇，它不僅能協助我們調節呼吸，達到身體、精神層次的放鬆，透過意念的調整，更可達到身心和諧的境界，還能有效調整人體肌肉、骨骼相互間的協作連結性，化零為整，合一運作，好處多多。任何運動最終目的都是促進全身新陳代謝，達到一定的效果，只是所走路徑不同。

以西方運動著手，以中國武術承接，兩者並用

看到這，你是否疑惑要從哪種運動開始？

其實兩者的進入門檻相同，但要達到一個良好的運動效果，西方運動的成效比較快看得見，中國式運動則相對比較慢。中國式運動最主要的功效就是促進全身新陳代謝，加上注重呼吸吐氣，動作要求和緩流暢，一組接著一組進行，動作較繁複，不易馬上記熟；西方式的運動則因針對局部、特定部位訓練個別肌肉，動作相對簡單易學。

綜合雙方優點，我在推拿按摩後續保養的實務運作上，通常會先教授西方式運動，針對客戶肢體活動上特別弱的部分單獨進行強化肌肉的訓練，這種方式對於受傷後的復健效果特別良好，等到客戶的筋骨鍛練到一定程度，我才會再教授養生保健效果比較明顯的中國式運動，協助客戶提升身心整體機能，幫助持續性的自我保健。

▶ 對推拿按摩整脊觀念 15 個疑問

Q1 按摩推拿定義？

A：「推」就是把東西往外推，往下推；「拿」就是往內拿，往上拿。「推拿」是指針對肌肉所做動作方向，主要是活絡肌肉、經絡系統。「按」則是往下按，按著不動；「摩」則是畫圓狀的摩擦。其中「按摩」現已成通用名詞，凡接觸身體進行活動調理的都可稱之。

Q2 何謂「正骨八法」？

A：正骨八法是摸、接、端、提、按、摩、推、拿八種手法，出自清朝乾隆時期編著的大型醫學叢書《醫宗金鑑》其中一部〈正骨心法要旨〉，此書是中醫骨傷科集大成專著。

八法的定義：「摸」者意謂用手，細細摸其所傷之處。「接」者意謂使已斷之骨，合攏一處，復歸於舊。「端」者意謂兩手或一手擒定應端之處。「提」者謂陷下之骨，提出如舊。「按」者謂以手往下抑之。「摩」者意謂徐徐揉摩之。「推」者意謂以手推之，使還舊處。「拿」者，或兩手或一手，捏定患處，酌其宜輕宜重，緩緩焉以復其位。

Q3 肌肉、神經、骨骼之間的疼痛邏輯，以及推拿按摩整脊後會有什麼感覺？

A：會痠痛則代表神經受到壓迫，該部位氣血不暢通，身體才會傳導訊號跟大腦說不舒服，某一塊肌肉被過度使用。骨骼則不會傳達痛感，腰痠背痛其實是腰部肌肉在痠痛，而非骨頭。骨骼的問題多半

因長時間位置不正確，不斷累積壓力下而產生。例如骨刺、壓迫性骨折或骨質疏鬆等痠痛問題跟肌肉、神經有關，骨骼只是連帶被影響。當肌肉過度攣縮，骨頭會轉向，造成局部性循環不良，進而使整體循環不良，所以處理肌肉發生的症狀可以解決與預防許多問題。

推拿按摩整脊後，身體都會出現好轉或更加疼痛（但不是劇痛）的現象。好轉就是感覺舒服，疼痛則代表局部性的氣血開始流動，原本堆積的廢物乳酸開始代謝，或處理部位周圍組織產生些微的發炎現象，不過這些現象會在 2 至 3 天後消失，原本的疼痛也會消失。

若推拿按摩整脊後感到「劇痛」就不正常，但也要看狀況，有時是施術錯誤，過度用力，有些則是被施術者很怕痛。而若有刺痛，則可能代表有受傷，通常是被強力破壞才會有刺痛感，如被門夾傷。經過檢查，若沒有受傷，則可能是因為體內堆積太多廢物，加上循環系統運作不良，體內的乳酸代謝物太多，就比較容易出現痠痛反應。

Q4 什麼樣的人適合推拿按摩？

A：只要有意願，除了 Q5 所列狀況不適合，原則上，每個人都適合。不止閃到脖子扭到腰的人適合，只要身體有不舒服，皆可將之做為身體保養、緩解痠痛的解決辦法之一。當然，請慎選為你進行推拿按摩的施術者。

Q5 什麼樣的人不適合推拿按摩？

A：有急性傳染疾病、各種皮膚病、惡性腫瘤的局部、膿腫毒血症、骨關節結核（局部）、推拿會引起出血症狀（紫斑症）以及懷孕的人，不適合做推拿按摩。

Q6 什麼是好的推拿按摩整脊方式？

A：能解決問題的就是好的推拿按摩整脊方式，因為門派太多，方式太多。

怎樣選擇適合自己所需的技術？

A：這要看你要的是什麼，要有效？還是要不痛？還是有效又不痛？若你現在遇到的施術者技術有效但是很痛，或不痛但沒什麼效果，建議你再尋找其他施術者，因為通常你所碰到的施術者可能只會這些，請他換一套手法的效果不大，再嘗試其他人的服務是否符合你的需求是比較實際的做法。

至於施力的大小，通常依據每個人覺得有點痛但還能接受的程度進行，就是進行時會有些痛，但感覺是舒服的力道最適宜。因為通常施術者力道越重，被施術者感覺越痛，越容易造成被施術者本身肌肉收縮，如此兩相對抗角力，通常被施術者是因為對抗到沒力氣或累了，所以才放鬆，並不是充電式的舒服放鬆。

⑧ 中西方推拿按摩整脊技術不同處及其進行時間長短？

A：中式推拿的方式，比較著重在經絡、肌肉系統的放鬆，因為所有的肌肉都是附著在兩根不同的骨頭上，肌肉控制骨頭的移動，所以肌肉必須先放鬆，恢復彈性，活化經絡氣血，之後再做骨骼矯正，效果才會好，所以進行時間較長，甚至較痛，因為按壓痠痛點會比西方式的花費時間還久。

西方整脊觀念主要從關節脊髓神經出發，認為調整脊柱關節讓神經暢通就能解決多數問題，所以可能徒手或用工具把骨頭喀啦喀啦按一按，矯正完就結束，認為脊骨矯正了，神經自然暢通，肌肉自然聽話，所有的問題會慢慢平衡協調，較不注重肌肉的放鬆。西方脊骨矯正的派別，有些是用槓桿方式進行，有些是用 AMCT（Activator

Methods Chiropractic Technique，是美國 Dr. Fuhr 歷經四十多年所發明的一種器械整脊技術），AMCT 主要是以脊椎矯正器利用振擊的原理治療點刺激，具微調關節活化肌肉循環的作用，可達到放鬆的目的，總之調整進行時間都不會太長，大約 15 到 30 分鐘。

你可以透過觀察施術者主要用什麼技術判斷其屬性。通常利用槓桿原理進行脊椎矯正的就屬西方式技術。所謂槓桿原理就是有一個支點一個力距點，以此做調整。傳統中國式的推拿則是完全直來直往，如身體骨頭凸出來的地方，想辦法壓下去，凹下去的地方，想辦法把你拉出來，所以過往國術館時代，推拿是個比較疼痛的過程，因為不是用槓桿原理操作。又如泰式按摩則以肌肉伸展為主，就是幫你整個身體拉撐到極限，肌肉放鬆時自然產生喀、喀、喀的聲響。

總之看施術者的中心理論是什麼，若覺得把脊髓神經處理好，就可解決問題，那就屬於西式派別。我自己以前也偏向於此，但發現雖然可以解決問題，客戶持續感到舒服的時間卻不長，很快就需要再來調整，後來我以怎樣能夠快速並完整的協助客戶解決問題為目標，發現所有的部分都需要處理，不單只處理骨骼系統，連神經系統、肌肉系統、經絡氣血系統，整體都要兼顧調整，才能達到最好效果，所以進行時間較長，通常約略 1 小時左右，甚或更久。

Q9 推拿按摩一次性的施術時間要進行多久？多久才有效？

A：每個施術者的技術方式不同，手法系統不同，進行時間自然不同，重點是解決問題，時間長短不是重點。你若想做 1 小時就找做 1 小時的，做兩小時就找做兩小時的施術者，基本上你必須要嘗試過，才知道這位施術者適不適合自己，一切由你自己決定。你嘗試了之後覺得不適合，你也可以換。有些施術者可以幫你解決問題，但不會幫你放鬆肌肉，有些則相反，所以可能你會有兩位不同的施術老師，一

位能幫你解決問題，一位則能幫你放鬆身體。

Q10 密集做推拿按摩好不好？

A：要看症狀的嚴重程度。嚴重程度高者，自然需要比較多次。有如去醫院看感冒，隔天卻變得更嚴重，你可以選擇要不要再去看。

疼痛問題的解決，通常當場就處理釋放很多，若隔天疼痛又很明顯，代表身體負荷的壓力比較大，肌肉比較緊繃沒彈性。因此如果第1次跟第2次進行的間隔時間短，推拿後反而更不舒服，表示身體的負荷過量，那就需要把間隔時間拉長，相反的，如果每次感覺越來越舒服，就不用拉長。

施術者會依你的情形判斷你需要間隔幾天，適合幾天進行1次。通常每週3次算正常，每週2次也恰當，較嚴重則可能每週需進行4次。當身體疼痛改善，進入和緩恢復的狀態，每週進行1次為正常，每兩週1次或1個月1次則算保養。

Q11 長期疼痛，已經發現有骨刺的人可以推拿按摩嗎？

A：可以，有疼痛的問題自然要解決疼痛。施術者可使其肌肉放鬆，恢復彈性，讓骨刺不壓迫到神經，被施術者自然就不會感到疼痛。如果調理3次仍持續疼痛，則建議轉看西醫。

Q12 膝蓋有退化性關節炎的人可以推拿按摩嗎？正在疼痛的時候也可推拿嗎？

A：膝蓋有退化性關節炎的人可以推拿，重點是如何幫助放鬆肌肉，教他如何在運動過程中或行走過程中調整姿勢。正在疼痛的時候當然也可以做，看施術者怎麼做，因為技術有分輕重手法。當效果不明顯時，則建議轉看西醫。

13 推拿按摩調整後可以運動嗎？做哪些運動比較好？

A：一般西方骨科會建議不要運動，是希望身體結構不要發生明顯變化，所以休息最好，休息可讓身體的能量專注在恢復上。

如果你的疼痛屬於急性期，調整完後最好回家休息。若是長期累積的痠痛，處理完後能再加上做些緩和的運動，恢復效果會更好。

至於平常做那些運動比較好，則視情況而定，但不要太激烈，例如競賽性質的運動，可以做些緩和性運動，像伸展、游泳、慢跑、健走、太極拳之類。另外注意平常姿勢不要側坐，不要翹腳，不要固定一個姿勢太久（坐、蹲、站），減少搬重物，鞋跟勿過高，不睡過軟的床，不坐過軟的沙發。

14 推拿按摩時需要用芳香精油嗎？

A：使用芳香精油的目的，除了聞了讓人心情放鬆，感覺安靜舒服，草本植物精油本身也有其功效（例如薰衣草精油會對神經系統產生作用，具調整平衡身心的力量，可安定情緒和舒緩壓力），另外精油具有潤滑效果，在推拿的過程中可減緩疼痛感，所以是否使用，依個人喜好及施術需要。

15 吃消炎止痛藥、肌肉鬆弛劑好嗎？

A：消炎止痛藥可抑制神經發炎，肌肉鬆弛劑是放鬆緊繃的肌肉及痙攣引起的疼痛，都是協助解決急性疼痛的一種方法，以我個人觀點並不排斥，因為能快速減緩疼痛的方法就是一個好的選擇。藥物只要不長期，不過量服用，就不易囤積體內造成負擔。（註：服用肌肉鬆弛劑容易出現嗜睡現象，建議晚上睡前服用）

脊椎本體
問題與保健

———

姿勢不良或者用力不當，都可能會造成脊椎本體的病症問題，
椎間盤突出、脊柱滑脫、脊椎側彎、骨盆傾斜等症狀，
除了痠痛外，還可能影響內臟的機能，因此，更要注意保健。

▶ 脊椎保健是人體養生之本

凡是具有脊椎的動物，都有支撐性的中軸骨骼，而人跟動物最大的差別就在於動物是四腳著地，人是兩腿直立。

雙手萬能，是腰痠背痛換來的

四腳著地的動物，重量落於四肢，因此位於最上方的脊椎，不需承受身體的重量。

人類的脊椎則因提供我們強大的站立與行走能力而需承受重力。當一個人站立在水泥地上，腳底承受地面的反作用力恰好等於一倍體重。

因此，人類能站立、解放雙手，脊椎是最大的支持著，本來就承受了極大的壓力，如果姿勢不正確造成壓迫，很容易就產生病變，結果除了腰痠背痛外，還可能會影響到周遭的臟腑與器官機能。

若仔細觀察脊椎，會發現從最上面的一節脊椎骨到最下面的一

● 人類的脊柱 (脊椎)

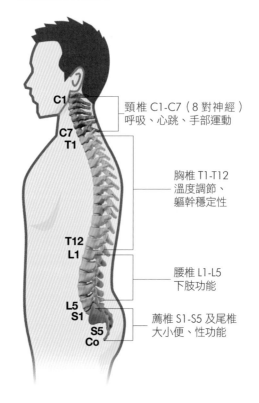

頸椎 C1-C7（8 對神經）
呼吸、心跳、手部運動

胸椎 T1-T12
溫度調節、
軀幹穩定性

腰椎 L1-L5
下肢功能

薦椎 S1-S5 及尾椎
大小便、性功能

脊椎本體

頭頸痠痛

肩關節痠痛

上肢痠痛

下肢痠痛

身心整體

節，體積不斷的變大，第一節脊椎跟最後一節的脊椎相差有五倍之多，這是因為越下方的骨頭所要承受的重量越大。

人體脊椎包括頸椎 7 節，胸椎 12 節，腰椎 5 節，及薦椎、尾椎骨。每節脊椎各分出左右成對的脊椎神經，頸椎有 8 對神經，胸椎 12 對，腰椎 5 對，薦椎 5 對，尾椎 1 對，總共 31 對。

脊椎神經屬於複合式神經，同時包含感覺神經（傳入）與運動神經（傳出），負責傳送指令協調全身器官運作，支配身體各部位關節與肌肉活動及反應。

例如負責控制上肢活動的神經源自第 5 至第 8 頸椎神經及第 1 胸椎神經，下肢的控制神經源自腰椎第 1 至第 5 對神經及第 1 薦椎神經，骨盆腔器官及臀部肌肉則由薦椎及尾椎神經控制。

當脊椎發生病變壓迫到神經或脊髓，依壓迫部位之不同，則會產生不同的疾病症狀。

調理臟腑保陽氣，養生首選膀胱經

傳統中醫非常強調人體後背的養生，因為後背為陽，前胸屬陰。古人認為，人體的氣為陽，血屬陰，血與氣相互依存，是陰陽互根的體現。也就是說陰陽雙方具有相輔相成、相互依賴、相互促進、相互偕同的作用，任何一方都不能脫離另一方單獨存在，而陰陽協調是長壽的關鍵，例如在道家氣功中就有運行小周天（任督二脈的循環）的功法，使氣血相通、陰陽協調。

以中醫名方「龜鹿二仙膠」為例，明代著名醫家、後世奉為藥聖的李時珍說：「龜、鹿皆靈而壽。龜首常藏向腹，能通任脈，故取其甲以補心、補腎、補血，以養陰也。鹿首常返向尾，能通督脈。故取其角以補命、補精、補氣，以養陽也。」

現存最早一部醫書《黃帝內經》中認為，陽氣不足、失常，是疾病發生的內在原因。明代專研此書的著名醫家、後世奉為醫聖的張仲景就曾說：「人是小乾坤，得陽則生，失陽則死。」

位於人體後背的足太陽膀胱經屬於膀胱之腑，與腎、脾等臟器連接，由頭開始，經肩、背、腰、骶、臀、大腿、小腿後側至小趾，是人體最長的經脈。主要用來治療眼睛、後頭部、背肌、腰部疾病、坐骨神經痛、下肢屈肌之知覺、運動障礙與泌尿、生殖系統疾病。此外，屬於奇經八脈，總理人體功能與元氣的督脈也沿著脊柱運行。

足太陽膀胱經上有許多特定穴道，跟西方解剖學裡每對脊椎神經所影響的對應內臟有關。所以當你氣血循環不通暢，特別停滯在某個區域，該部分的肌肉就容易鼓脹形成僵硬的筋結，進而拉扯相關區域的脊椎產生錯位，便會影響其相對應的神經及內臟機能。

反之，當背部脊椎與脊椎兩側若有痛點發生，也有可能是臟腑病變所引起的疼痛。例如腎臟功能較弱的人，常會感到腰痠、頻尿、不太久坐，其痛點可能在第 12 胸椎至第 5 腰椎之間。

五臟與筋骨肌肉的關係

心臟主血脈，主神志，是身體的主宰，氣血運行的發電機，管理血液運行的通道。

肺臟主氣，司呼吸，通調水道，提供津液運行的動力，疏通和調節體內水液的輸佈、排泄，並主皮毛，管理身體內外氣體交換，使新陳代謝正常進行。

肝臟主筋，與筋氣是否充盈有關，又主藏血，有貯藏血液、調節血量的功能，也主疏泄，舉凡臟腑經絡氣機調和通暢、精神情志歡欣鬱怒等活動都與之有關。

▼ 脊椎本體

頭頸痠痛

肩關節痠痛

上肢痠痛

下肢痠痛

身心整體

● **脊椎神經對應系統表**

位置	神經	控制部位	脊椎神經壓迫所造成病變
頸椎	C1	頭部血液循環、腦下垂體、頭皮、臉、眼、鼻、喉、交感神經系統	頭痛、頭皮痛、失眠、頭暈、神志不清、高血壓、偏頭痛、發燒、眼疾、記憶減退
	C2	耳、鼻、喉、舌、聲帶、口	鼻竇炎、過敏、眼疾、耳聾、扁桃腺炎、腮腺炎、失聲
	C3	咽、頰、肩、交感神經、橫隔膜神經	咽喉炎、肩痠、肩痛、肩僵、交感神經亢奮、呼吸困難
	C4	頭部肌肉、臂部	頭部肌肉痛、肩痛、臂部無力、臉部血管壓迫
	C5	食道、氣管、肘、聲帶	氣管炎、肘痛、咽喉炎痛
	C6	甲狀腺、副甲狀腺、腕、頸部肌肉、扁桃腺	甲狀腺炎、副甲狀腺炎、手腕痛、斜頸、扁桃腺炎
	C7	大拇指、甲狀腺	富貴手、副甲狀腺炎、手指炎
	C8	指尖、心臟、氣管、食道	灰指甲、氣管炎
胸椎	T1	心臟、氣管、食道	心臟病、大動脈炎
	T2	心臟、氣管、食道	心臟病、心肌痛、食道炎、心瓣膜炎
	T3	肺、支氣管、食道	支氣管炎、肺炎、肺結核、肋膜炎
	T4	肺、支氣管、食道、胸腔	肺炎、肋膜炎、胸痛、乳房炎、乳頭炎、乳癌
	T5	肝、脾、胃	肝炎、肝癌、膽炎、脾腫、胃(賁門)炎
	T6	胰、胃、膽	胃(本體)炎、胰臟炎、膽炎
	T7	胃、十二指腸	胃(幽門)炎、十二指腸炎
	T8	小腸	小腸炎
	T9	小腸、腎上腺	小腸炎、腎上腺炎
	T10	盲腸、腎臟、大腸	盲腸炎、腎臟炎、疝氣
	T11	腎臟、大腸	腎臟炎、大腸炎、大腸癌、性無能
	T12	膀胱、腎臟、大腸	膀胱炎、腎臟炎、大腸炎、頻尿
腰椎	L1	輸尿管、股四頭肌、大腿前側	輸尿管炎、大腿痛、血尿、尿床
	L2	卵巢、輸卵管	卵巢炎、卵巢瘤、子宮外孕輸卵管阻塞
	L3	膀胱、子宮、大腿內側	膀胱炎、子宮肌瘤、膝痛
	L4	下腰、膝、坐骨神經	下腰痛、膝痛、坐骨神經痛
	L5	膀胱、子宮、坐骨神經	坐骨神經痛、痔瘡、膀胱炎、小腿痛、踝痛、腳冰冷
薦椎	S1-5	直腸、肛門、腎、大腿後側、攝護腺、生殖器官	攝護腺炎、臀部痛、髖關節炎、性病
尾椎	Co	直腸、尾椎	肛門炎、尾椎痛、直腸炎、直腸癌

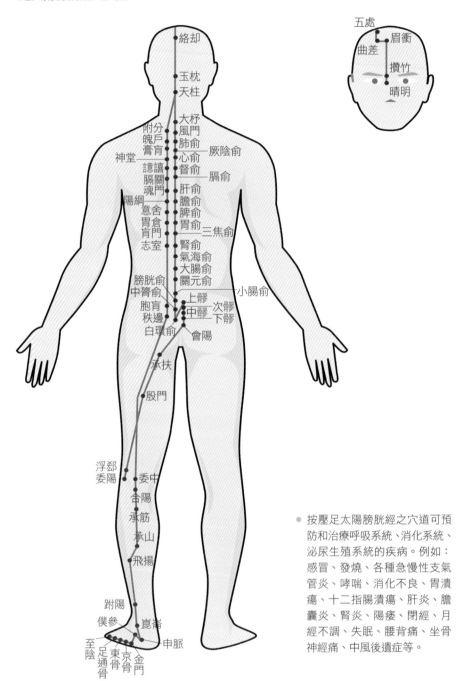

五處
眉衝
曲差
攢竹
晴明

絡却
玉枕
天柱
大杼
附分 風門
魄戶 肺俞
膏肓 厥陰俞
神堂 心俞
譩譆 督俞
膈關 膈俞
魂門 肝俞
陽綱 膽俞
意舍 脾俞
胃倉 胃俞
肓門 三焦俞
志室 腎俞
氣海俞
大腸俞
關元俞
膀胱俞 小腸俞
中膂俞 上髎
胞肓 次髎
秩邊 中髎 下髎
白環俞 會陽
承扶
殷門
浮郄 委中
委陽
合陽
承筋
承山
飛揚
跗陽
僕參 崑崙
至陰 申脈
足通骨 束骨
東骨 金門
京骨

● 按壓足太陽膀胱經之穴道可預
防和治療呼吸系統、消化系統、
泌尿生殖系統的疾病。例如：
感冒、發燒、各種急慢性支氣
管炎、哮喘、消化不良、胃潰
瘍、十二指腸潰瘍、肝炎、膽
囊炎、腎炎、陽痿、閉經、月
經不調、失眠、腰背痛、坐骨
神經痛、中風後遺症等。

脊椎本體

頸頸痠痛

肩關節痠痛

上肢痠痛

下肢痠痛

身心整體

　　脾臟主運化，主統血，主肌肉，負責將後天的飲食水穀轉化為身體可以吸收的精微能量，滋養臟腑肌肉，支持代謝機能。

　　腎臟藏精，主骨、生髓、通腦，主水、主納氣，主生殖、生長、發育。

　　人體是一個有機的整體，內外互為表裡，互相影響，肉眼可觀察到的筋骨肌肉狀況，反映著體內臟腑運作狀況，換言之，臟腑器官運作是否正常，全部反應在筋骨肌肉皮毛上。

　　《內經》中提到人體五臟心、肺、肝、脾、腎必須保持「藏而不泄」、「滿而不實」，精氣血充足不外泄的狀態才能發揮良好的生理功能，獲致真正的健康。

▸ 腰椎椎間盤突出

脊椎的骨頭與骨頭之間有個類似軟墊的結締組織，稱為脊椎椎間盤。結締組織是連結動物體內各部器官位置的組織，由細胞、纖維和細胞外間質所組成，具有支持、營養、保護和連接機能的功能，如軟骨、硬骨、韌帶等，其成分 70％為水分，

● 腰椎脊椎骨

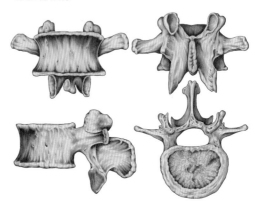

具有一定程度的避震能力，中間是髓核，水成分高達 90％。常見所謂「椎間盤突出」，是指當脊椎受到由上而下的重力擠壓與由下而上的

● 椎間盤突出橫剖面變化

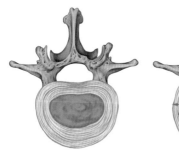
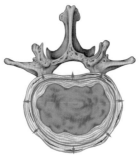
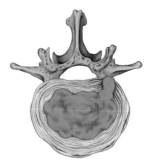

正常椎間盤　　　　　　椎間盤發炎擠壓變大　　　　　　椎間盤突出

脊椎本體

頭頸痠痛

肩關節痠痛

上肢痠痛

下肢痠痛

身心整體

反作用力，像是行走移動，腳踩地面反彈的力道，這兩股一上一下力量互相推擠過程，造成椎間盤髓核突出的現象。你可以想像椎間盤就像果凍一樣，當我們把它放在盤子上，給這個果凍增加壓力的時候，它的體積會往旁邊擠開。

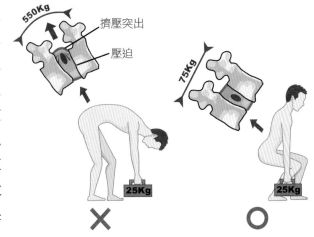

● 左圖為直接彎腰，是不正確的提重物姿勢，椎間盤所承受壓力是物品重量的 22 倍。右圖蹲下提重物是正確的姿勢，椎間盤所承受壓力則是物品重量的 3 倍。

　　一旦椎間盤長時間持續受到擠壓，最嚴重狀況是造成椎間盤破裂，髓核突出。若其突出體積頂到神經，會使神經發炎，進而產生疼

● **脊椎骨橫剖面**

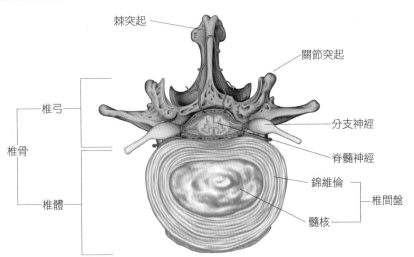

痛現象，稱為神經痛。神經疼痛部位依椎間盤突出所壓迫到神經對應位置而不同。若發生在頸部，通常會影響到手部的臂叢神經，進而產生手麻現象，再更細究，若麻到拇指或食指，表示突出物頂到的是第五對或第六對脊椎神經。若發生在腰椎部位，很容易造成坐骨神經痛，引起腿部的痠、麻、痛感。

當椎間盤突出持續壓迫到神經，引起無法消停的發炎疼痛現象，在西醫通常只有開刀解決一途。站在中醫講究整體醫療的立場，若能透過推拿按摩處理解決椎間盤突出，再藉由針對性的運動處方，回復人體原本健康的狀態，能不動刀盡量不要動刀。對客戶來說，能不開刀就達到療效，身體要承受的負擔與風險減少，不但能省下可觀的醫療費用，也節省許多醫療資源。

由於椎間盤突出是長時間的重力擠壓所造成，因此在尚未演變成神經痛之前，推拿按摩極具緩解、復原與預防效果。推拿按摩處理椎

● **椎間盤突出壓迫到神經的縱向變化示意圖**

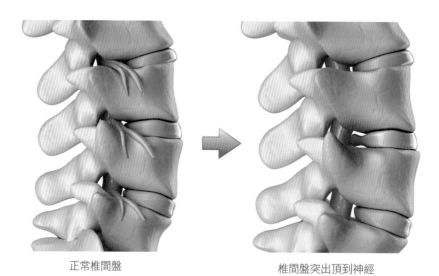

正常椎間盤　　　　　　　　　椎間盤突出頂到神經

間盤突出的方法很簡單，就是去除它所承受的壓力。只要壓力釋放，椎間盤的形狀就會恢復原本的樣子，突出的問題就解決了。因此推拿按摩最主要進行的動作是釋放掉脊椎周圍壓力，放鬆周邊肌肉，幫助客戶做一些伸展、拉筋的被動運動，讓集中在脊椎椎間盤的壓力分散，就能解除壓力產生的緊繃現象。

▼
脊椎本體

頭頸痠痛

肩關節痠痛

上肢痠痛

下肢痠痛

身心整體

實 證 分 享

░ 復健運動改善痠麻神經痛

　　有位退休教師，因長期腰痠背痛，腳有痠麻神經痛現象，到醫院檢查後發現是腰椎椎間盤突出，醫生建議要開刀處理，但她害怕開刀，後經由子女推薦來找我，進行一次性的全身調理，症狀便改善很多，腳也不麻了，之後我建議她做瑜伽的貓／牛式動作活動脊椎關節，以及抱膝直腿、身體側屈伸展、下半身扭轉等伸展動作。

　　一週後她再次前來調理時，跟我反應整體症狀改善 80%，於是我再請她加上腹部及背部肌肉的訓練。如此進行兩個月後，她向我反應所有不適症狀全部解除。之後每天持續做我教授的基本動作及運動，並於某次家族爬山健行聚會後，發現一家老小，只有她沒有痠痛現象，更加認真每日做我所教導簡單易學保持健康的運動。

脊柱滑脱

我們在前面章節談到脊椎是由一節一節的脊椎骨堆疊而成，其構造主要為一圓形椎體，後方有環狀骨相接（如下圖），當脊椎骨一一堆疊，這些環狀骨會形成一個中空孔道，稱為「椎管」，聯繫腦部與周邊神經系統的重要訊息通道——脊髓，便是藉由椎管包圍保護。

脊柱的每一節都很重要，好比房屋梁柱，每一節都應維持在正確位置上，但當其中一節椎體沒有穩固在另一節椎體上，反而鬆動往前（身體正面方向）滑動位移，此狀態就稱為「脊柱（脊椎）滑脫」，除了會引起局部背痛不適，也可能壓迫到神經造成疼痛，嚴重者甚至造成不可逆的神經損害，例如肢體麻木，感覺異常，反射變差和肌肉無力。

● **脊柱滑脫側面示意圖**

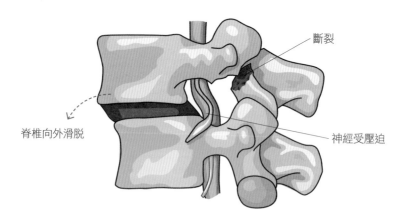

斷裂

脊椎向外滑脫

神經受壓迫

脊椎本體

頭頸痠痛

肩關節痠痛

上肢痠痛

下肢痠痛

身心整體

脊柱滑脫發生原因，除了一小部分人是先天性，在生長發育過程中脊椎間小關節形成不良造成，多數可能因為長期不正當的施力，例如從事抬拿重物、背部過度伸展的體育活動、脊椎耗損退化，但更大比例是由於車禍之類的重大外力撞擊、擠壓，造成脊柱本體往前滑脫。

當脊柱有滑脫狀態，沒壓到神經的話，可能只是覺得痠痛，容易累，常見為背部、臀部疼痛，並隨身體後傾加劇，前傾減緩，因此除非已壓迫到神經，常常發生麻木疼痛不適感，到醫院骨科或復健科進行 X 光檢查才能知道是否有此症狀。

通常若不是非常嚴重，處於一度滑脫狀態時並不需要開刀，可以透過推拿復健做調整，不過會不會回位很難講，因為不可能完全根治，但起碼能達到一個保守作用，讓你不至於壓迫到神經造成疼痛，降低復發機率。

● **腹肌支持腰椎圖**

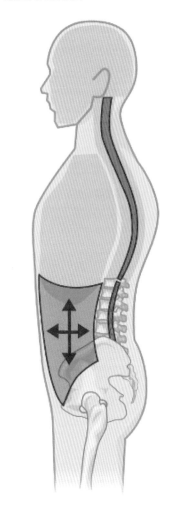

強化腹部核心肌肉對於支撐腰椎有相當的幫助。

如果處在二度滑脫狀態時，則介於可開刀可不開刀情況，假若願意透過針對性運動，一方面強化腹部核心肌群的肌肉強度，一方面放鬆相對緊繃區塊，則可不開刀，只是往後要留意不能提拿太多重物，

並保持運動習慣。

　　滑脫狀態最嚴重的情形是造成脊椎關節，也就是椎弓根產生斷裂，此狀況就只能開刀進行融合固定手術，之後也須持續復健運動。

　　要想避免脊柱滑脫引起的背部疼痛復發，平時就要進行腹、背部肌力訓練，及適度的背部放鬆伸展運動，強化脊柱周圍肌肉使之保持彈性柔軟，可讓脊柱穩定在一定角度而不滑動。總之，脊柱滑脫難根治，持續復健運動是王道。

● 常見脊柱滑脫程度分類表

一度滑脫	未超過下一節椎體四分之一（1- 25%滑脫）
二度滑脫	介於四分之一至四分之二（26-50%滑脫）
三度滑脫	介於四分之二至四分之三（51-75%滑脫）
四度滑脫	滑脫大於四分之三（76-100%滑脫）

註：Meyerding 醫師在 1947 年提出的分級標準。以滑脫部位之下 1 節脊椎之前後徑分成 4 等分。

脊椎本體

頭頸痠痛

肩關節痠痛

上肢痠痛

下肢痠痛

身心整體

病 症

3 ﹀ 壓迫性骨折

　　脊椎壓迫性骨折的成因很多，但在一般人身上，最常見的原因多半是由於骨質流失、疏鬆，使骨頭的強韌度降低，因此容易造成壓迫性骨折，也常會伴隨腰痠背痛的狀況出現。例如身高隨歲月增長而有縮減變矮現象的高齡長者。另外長期做負重的動作、久站、久坐的人也容易出現壓迫性骨折，主因是骨頭被長期擠壓，持續承受比較大的重力，沒有做緩和動作釋放壓力，加上骨質漸漸開始有些流失，容易導致骨頭內的組織——骨小樑產生斷裂慢慢塌陷，好像剛買來的新鮮蛋糕，一開始充滿飽飽有彈性的孔洞，但放了幾天後，就變得越來越扁塌，這是因為裡面支撐的組織產生斷裂導致。

　　骨質疏鬆是骨頭內類似 T 型的物質骨小樑斷裂，造成骨頭鈣質流失，可以說骨質疏鬆絕大多數伴隨壓迫性骨折現象，但有壓迫性骨折症狀的人，不一定會出現骨質疏鬆現象，因為有可能是因重大外力撞擊造成。

　　人體脊椎排列的正常狀態是從上到下，一節比一節粗，一節比一節體

● **骨質疏鬆剖面示意圖**

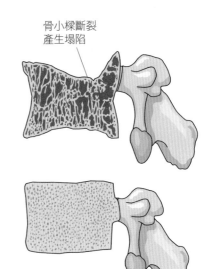

骨小樑斷裂
產生塌陷

上圖為骨質疏鬆，下圖為骨質正常的結構

積還大，因此越下方承受的壓力越大，而壓迫性骨折發生後，通常就變成下一節比上一節的體積還小。

以最容易發生擠壓情形與壓迫性骨折的腰椎位置為例，承受壓力最大之處集中在墊底的第3、4、5椎，一旦第4或第5椎的體積因骨質疏鬆或外力撞擊，而使其變得比第3椎或第4椎還窄小的話，就如同建築物地基不穩固，變成隨時處在搖擺不定的危樓狀態。

基本上，脊椎問題主要看重力擠壓集中在哪裡，若推擠到整個脊柱就會造成脊柱滑脫，擠壓到椎間盤則造成椎間盤突出，力量剛好壓在脊椎骨上面，再加上該處脊椎骨本身較脆弱，已有一些骨小樑斷裂的話，該處就很容易被壓塌，造成壓迫性骨折。

所以骨頭質量強不強壯很重要。中醫觀點認為「腎主骨」，骨頭、脊椎相關的問題都是由於腎氣不足，因此要著重肝腎的補養，以及調理鍛鍊行走全身最長、穴位最多，影響最廣的足太陽膀胱經，以強化相關機能。

除透過藥補、氣補、運動等方式強化，均衡飲食多補充鈣質也是必要的，例如豆腐、豆類、青菜、魚類等新鮮食物皆含有鈣質，不過即使服用標榜補充鈣質、保護關節之類的營養產品，都只能維持住現階段體內既有的量，防止鈣質再繼續流失，未必能多增加含量，因此**防治骨質疏鬆，保護骨頭關節，除了養身觀念要正確，越早開始留意，成效越佳。**

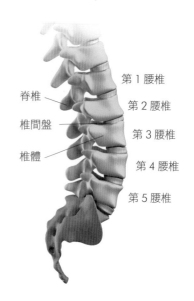

● 腰椎側面示意圖

脊椎
椎間盤
椎體

第 1 腰椎
第 2 腰椎
第 3 腰椎
第 4 腰椎
第 5 腰椎

脊椎本體

頭頸痠痛

肩關節痠痛

上肢痠痛

下肢痠痛

身心整體

骨刺（退化性骨質增生）

　　一般俗稱的「骨刺」，正式名稱是「退化性骨質增生」，是關節因退化而自行修補的正常現象，通常是由於年紀大骨頭老化，或長期劇烈運動、背重物、姿勢不良，骨頭旁邊的軟骨或韌帶因為長期的壓力或損傷，慢慢磨損和失去彈性，骨頭缺乏保護，就會發生退化性的改變，最明顯的就是骨質增生，也就是長骨刺。因此，身體任何一塊骨頭都可能長出骨刺，但最容易發生在「頸椎」跟「腰椎」這兩個活動量最大的部位。

　　事實上每個人年紀大了都自然會長骨刺，但絕大多數是因長期姿勢不良，關節受力不當而造成。不過只有當骨刺壓迫到神經產生疼痛時才需要就醫治療。不管是脊柱滑脫、椎間盤突出或骨質增生，都是因為壓迫到神經才出現問題，沒壓迫到神經的時候根本不知道，也就是說以「暫時不妨礙日常生活，但未來可能會爆發」的狀態存在。

　　這個狀況就好像考試的時候，100 分及格，80 分、60 分也及格，可是 59 分就不及格，為什麼呢？因為這是一個分界線，當壓迫到神經就是狀況嚴重需要處理的提醒界限。

● 脊椎骨刺壓迫到神經的橫剖面示意圖

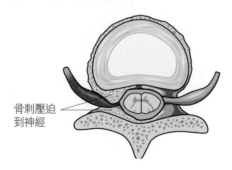

骨刺壓迫
到神經

脊椎側彎容易造成胸悶、背部疼痛。

現代科技進步，電腦、手機普及，長期使用這些工具的人們因為經常保持固定姿勢重複動作，加上偏重某一側手腳，脊椎從人體背面看無法保持在正常的一直線而變成 S 型或 C 型狀態，所以不論老小，每個人幾乎都有輕微的脊椎側彎。

脊椎側彎依形成原因可分成「功能性」與「結構性」脊椎側彎兩大類：

1.「功能性」脊椎側彎：由於姿勢不良、肌肉不平衡造成，側彎度數通常不會超過 20 度，只要矯正姿勢與肌肉不平衡狀態即可。當彎曲角度小於 20 度，靠運動即可矯正，20 度至 40 度之間，除運動矯正，需再加上背架矯正治療，超過 40 度屬嚴重側彎，應考慮進行脊椎手術。

2.「結構性」脊椎側彎：因脊椎本身異常造成，多半為先天性，常見於青春期正在發育的兒童及青少年身上，惡化速度也比其他年齡層迅速，所以需要積極治療，不然成年後可能因脊椎持續惡化彎曲，容易腰痠背痛、外觀看起來不對稱，也會造成脊椎神經及內臟壓迫，導致日後心肺功能障礙併發症發生。

若常常有胸悶、背部疼痛現象，外觀上可看見肌肉呈現扭曲，或胸部明顯有一邊大一邊小情形，建議到醫院照 X 光檢查確認是否有脊椎側彎。像我曾有一位客戶，因上述情形去檢查，確認有脊椎側彎，

脊椎本體

頭頸痠痛

肩關節痠痛

上肢痠痛

下肢痠痛

身心整體

導致肌肉拉扯不協調，形成上交叉症候群，造成長期背部肌肉疼痛現象，經由我以對症手法推拿按摩後，肌肉彈性恢復許多，胸悶跟背部疼痛情形很快就消失，這是因為，脊椎側彎容易使身體前側肌肉緊繃、血液不循環造成胸悶，讓背部肌肉因拉扯，壓力變大，導致肌肉力量變弱，彈性不足，造成背部疼痛。

　　透過檢視 X 光片後，可看出脊柱本身已經變形成梯形或三角形，但非壓迫性骨折造成，則屬先天性的脊椎側彎，像這種狀態，在早期可以透過運動及推拿按摩協助肌肉放鬆，讓脊椎關節壓力減輕，不再惡化，但不可能讓骨頭恢復原本樣貌，因為脊柱本身是圓柱體，側面看是四方體，當脊椎骨頭嚴重變形，手術也是以鋼釘輔助支撐，脊椎骨頭是無法回復原本的形態。

　　由於手術是最後不得已才建議選擇的解決辦法，當發現有脊椎側彎現象，常感到腰痠背痛、肌肉僵硬、血液循環不好、精神不佳，建議盡早尋求解決方案，透過運動或推拿按摩都好，避免讓自己處於更加惡化的風險中。

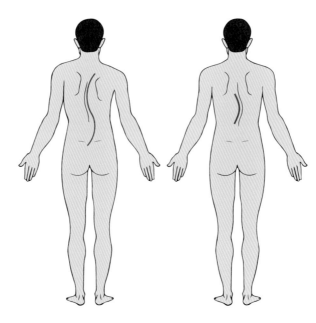

● 人體背面正觀脊椎側彎圖示，左為 S 型、右為 C 型。

5 > 骨盆前傾、後傾、旋轉及髖關節問題

　　骨盆位於人體中心點，連接雙腿與身體軀幹，由薦骨、尾骨及兩側髖骨形成，其中左右各一的髖骨是由髂骨、坐骨與恥骨三塊骨頭組合而成。髖關節則是一個球窩關節，是大腿骨跟骨盆連結的區塊，四周包圍著強韌的韌帶與肌肉，是全身受力最大的關節。

　　造成大部分腰痠背痛的主因，其實與骨盆前傾、後傾、旋轉造成的歪斜問題有關，因為骨盆關節是否良好，向上會影響到頸椎，向下則影響髖、膝、踝等關節的活動。走路可說是身體日常活動中最基本、重要的功能，能否自由自在地走路，是評估身體健康的核心指標之一。

● **骨盆的前傾及後傾動作牽拉腰椎示意圖**

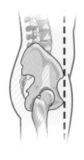

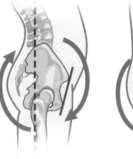
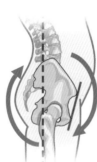

骨盆前傾　　骨盆後傾

OK
正確位置

骨盆的前傾、後傾與旋轉，大部分都是後天姿勢不良，長期累積形成，這些異常會讓腰部的肌肉及脊椎承受的壓力變大，造成走路步態的幅度變小，使膝蓋的活動能力或臀部肌肉的伸展能力受到限制，導致行走的

▼
脊椎本體

頭頸痠痛

肩關節痠痛

上肢痠痛

下肢痠痛

身心整體

功能逐漸退化。

像骨盆前傾容易造成膝蓋關節壓力變大，久而久之肌肉不協調自然變得無力，身體結構就不易維持正常，體態漸漸演變成彎腰駝背、引起內臟下垂，腹部突出，臀部橫向發展、下垂等，進而破壞身體曲線。像這樣子挺著腰向前或駝著背的姿勢，讓身體重心偏移，力量會過於集中在下肢的骨頭關節上，骨頭關節承受壓力久了，不止相關肌肉容易失去彈性，膝蓋關節的活動性會變差，人的活動力也將跟著變差，進而造成關節軟骨磨損形成退化。

所謂「人老，腰先老，腰老，腿先老」，腿先老就是指髖骨關節周邊的肌肉組織力量變差，進而影響上方腰部、腹部活動與器官機能，接著影響到全身。**當骨盆不正，身體脊椎一定也不會正，內臟機能、血液循環自然會受影響慢慢變差。**

骨盆前傾，常見於長期穿高跟鞋、肚子很大往前凸出，走路姿態呈現外八字的人身上。骨盆後傾，常見於久坐不動，姿勢不良、頸椎前傾，下巴前凸，駝背直腰，看起來無精打采的人。骨盆旋轉，常見於愛翹腳、習慣單邊出力、骨盆受過撞擊的人身上。不論骨盆前傾或骨盆後傾，都會使腹部顯得特別凸出。而腹部特別凸出，跟內臟下垂或腸胃堆積太多東西有關。通常骨盆前傾的人，腹部看起來會比較大，比較凸出，骨盆後傾的人則偏向身形比較瘦的人才會如此。

骨盆是否傾斜也可從站姿觀察得知。想像骨盆猶如一個水杯，往前倒水出去是前傾，往後倒則是後傾，像有些年紀較長、肚子凸出的男士，臀部、大腿比胸部還要走在身體前面。骨盆前傾的人比較容易呈現過度挺胸、翹臀的體態，骨盆後傾的人則比較容易駝著背、腰部沒什麼曲線、臀部較扁平。

骨盆會往前或往後倒，沒有處在正常的位置，主要是跟周圍牽拉的肌肉有關。當一側肌肉比相對的另外一側強壯時，就必然會牽拉骨

背部前凹　　　腰椎前凸　　　胸椎後凸　　　頭部前傾　　　正確站姿

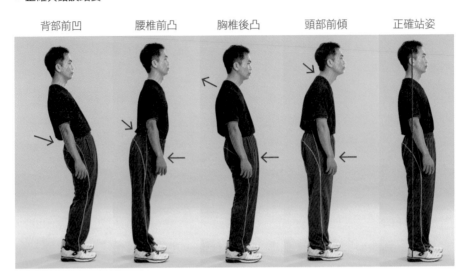

盆往前或往後傾倒，而這與習慣性的姿勢有關，像久站的人，如果站立時的重心偏往前側就容易前傾，偏往後側就容易後傾。

下交叉症候群是因肌肉的力量與柔軟度不均衡所造成。過鬆與過緊的肌肉會影響骨骼的相對位置，長時間會導致形成交叉部位的肌肉強弱變化。較強及緊繃的肌肉是髂腰肌和股直肌；較弱及柔軟度下降的肌肉是腹直肌、臀大肌及腿後腱肌群，所以容易導致骨盆前傾，形成體態上不正常的曲線。

要保持身體健康不痠痛很重要的一點是骨盆必須處在正確位置，並由脊柱的本體支撐，承受壓力，不前傾或後傾，使腰椎不會向前擠壓或向後凸，造成腰椎關節的壓力，讓身體的重力及反作用力集中作用在脊柱的小面關節上，進而使控制脊椎活動的肌群緊繃，柔軟度變差，容易閃到腰。

要預防腰椎椎間盤突出、脊柱滑脫、壓迫性骨折、骨刺（退化性骨質增生）、脊椎側彎、骨盆前傾或後傾或旋轉與髖關節問題，或已

脊椎本體

頭頸痠痛

肩關節痠痛

上肢痠痛

下肢痠痛

身心整體

有相關症狀者，可以多做貓／牛式伸展、側曲伸展、扭轉伸展、滾球運動，進而強化背部與腹部核心肌群，中國式的運動則可做搖身劈掛、彎腰鬆筋，以及八段錦其中一個動作「雙手攀足固腎腰」。這些都是具針對性的復健動作，也能作為日常保養的運動。其中來自瑜伽的貓／牛式動作，由於做動作時，脊椎是在最上方，不用承受身體重量的擠壓，除能達到活動脊椎關節，放鬆肌肉壓力的最大效益，還能強化生殖器官系統機能，特別推薦一定要做。

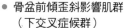

● 骨盆前傾歪斜影響肌群
（下交叉症候群）

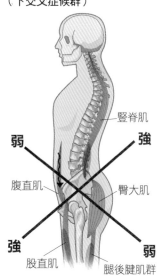

豎脊肌
弱　強
腹直肌　臀大肌
強　弱
股直肌　腿後腱肌群

實 證 分 享

▶ 矯正骨盆後，臀圍變小，體態也變好了！

　　現在職場女性，因長時間久坐辦公室，或坐在椅子上懶得起身走動，只用臀部推著椅子移動，故容易使骨盆變寬，臀圍變大，身形走樣。

　　有一位長期伏案工作的女性業務員，便深受此困擾，且有腰痠背痛的問題。經過一次針對其腰部、臀部的深層肌群做放鬆的調整，並牽引其骨架回到正確的位置，臀圍馬上減少 4 公分，腰圍減少 2 公分，讓她感到開心不已，便時常來做骨盆的保養以保持身材，她也每天做我教她的骨盆周遭肌群強化運動，更使她的體態變得曼妙。這位客戶在結婚、懷孕、生產完後，繼續來找我做骨盆調整，很快的幫她回復到結婚前的體態。

① 貓 / 牛式

功效：柔軟脊椎，緩解腰背疼痛，強化腹部血液循環。可輔助治療
　　　女性痛經，改善經期不規則。

[動作]

1. 雙手雙膝撐地，像桌子的四支腳一樣與地板垂直，保持跪立
　姿勢，放鬆腰、背部。

2. 牛式，吸氣時，背部下沉，抬頭向前看，屁股向後推，力量
　方向一前一後。

3. 貓式，吐氣時，背部拱起，低頭看腹部，骨盆往前捲，感覺
　頭部與骨盆靠近。

| 要領 | 重複整套動作三分鐘，要配合呼吸進行，將速度放慢，效果更明顯。 |

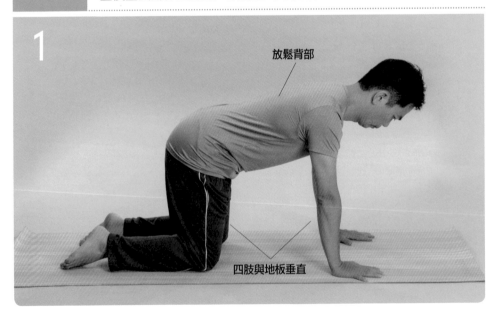

放鬆背部

1

四肢與地板垂直

▼ 脊椎本體

頭頸痠痛

肩關節痠痛

上肢痠痛

下肢痠痛

身心整體

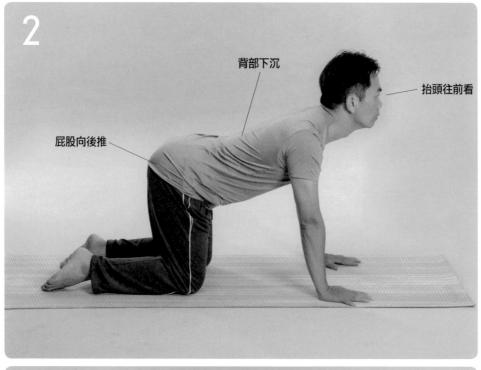

2

背部下沉

抬頭往前看

屁股向後推

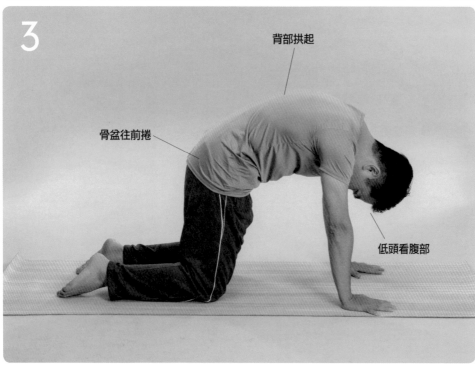

3

背部拱起

骨盆往前捲

低頭看腹部

② 側曲伸展

功效：主要為伸展上半身兩側的肌群。

[動作]

1. 身體躺平後，全身成一直線，雙手放於頭後側。

2. 下半身不動，將上半身往右側移動 30 至 45 度，停留 2 至 3
   分鐘，然後回到中間位置。

3. 接著將上半身往左移動 30 至 45 度，同樣停留 2 至 3 分鐘。

| 要領 | 重複做 3 至 5 次。下半身保持不動，才能伸展到上半身兩側的肌肉。 |

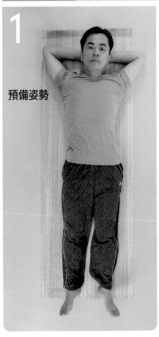

1 預備姿勢

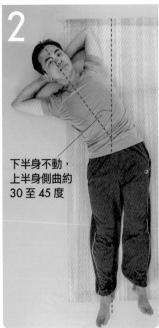

2 下半身不動，上半身側曲約 30 至 45 度

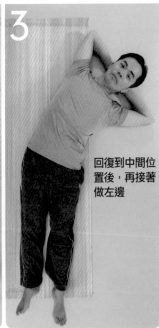

3 回復到中間位置後，再接著做左邊

▼ 脊椎本體

頭頸痠痛

肩關節痠痛

上肢痠痛

下肢痠痛

身心整體

扭轉伸展

功效：同時伸展側面、腰部肌群以及大腿外側肌群。

[動作]

1. 身體躺平，將右腳抬起 90 度。

2. 左手扶在右腳外側倒向左邊，頭看向右邊，右手打開，雙肩盡量平貼地板，把膝蓋盡量往肚子的方向抬高，再往地板的方向放下，停留 2 分鐘，之後換邊操作，每組動作做 3 至 5 次。

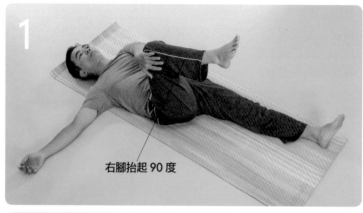

右腳抬起 90 度

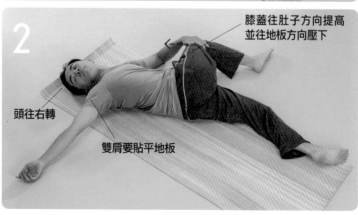

膝蓋往肚子方向提高並往地板方向壓下

頭往右轉

雙肩要貼平地板

要 領

側轉時記得雙肩不要離地，要貼平地板。

脊椎本體的對症建議運動

④ 滾球運動

功效：可矯正輕微脊椎側彎，放鬆背部肌肉壓力。

[動作]

1. 併腿屈膝坐在地上，兩手環抱住大腿後側，自然呼吸。

2.3. 收腹拱背，身體向後倒，讓尾椎、腰椎一節一節從地面離開，頭不碰地，然後身體往上，從胸椎到尾椎，一節一節將脊椎觸及地面，如此前後滾來滾去，重複 30 次。

要領

重點是要慢慢滾，而做不到不要勉強，視自己身體狀況而定。如果有骨刺、椎間盤突出、脊柱滑脫的人不要滾動，只要將腿抱緊，將脊椎拉長，平貼地板即可，或小範圍輕輕滾動。

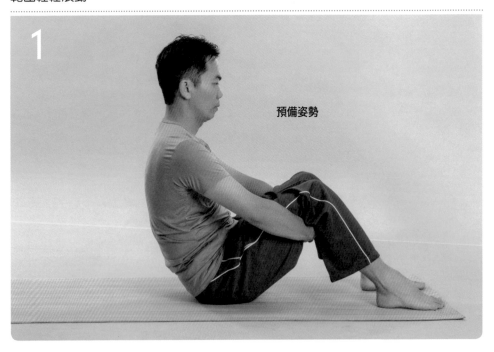

1

預備姿勢

脊椎本體

頭頸痠痛

肩關節痠痛

上肢痠痛

下肢痠痛

身心整體

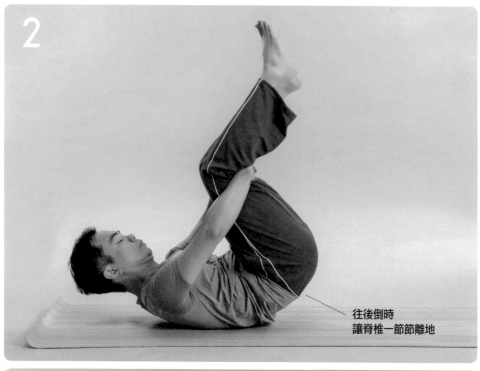

往後倒時
讓脊椎一節節離地

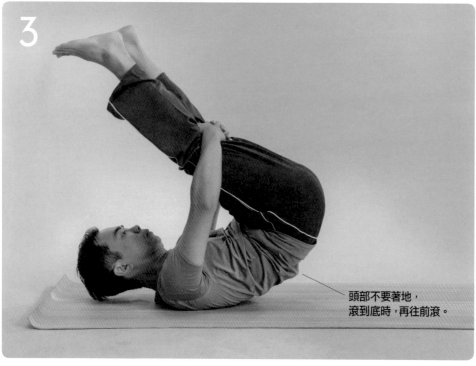

頭部不要著地，
滾到底時，再往前滾。

⑤ 平板支撐

功效：強化背部肌群、腹部核心肌群。

[動作]

1. 趴在地上，首先調整上半身的動作，將雙手肘置於地板撐起身體，位置為肩膀正下方，眼睛看地面，保持頸部自然伸直，使肩膀、臀部、膝蓋、腳踝在一條直線上。接著將雙腳略微分開，以腳尖著地用力撐起，腳跟向後推，大腿小腿內側夾緊，雙腿伸直，臀部收緊、腹肌收緊，保持背部腰椎處打直不往下凹，肩胛骨保持與站立時相同位置不駝背。以此姿勢維持 30 秒至 1 分鐘，然後放鬆。重複做 3 至 5 次。

2.3. 進階版：姿勢與 1 同，但以單腳尖著地用力，左腳著地時，右腳離地與背部成一直線，維持 30 秒至 1 分鐘；接著換腳再做。每組動作重複做 3 至 5 次。

| 要領 | 全身收緊，盡量維持背部打直。 |

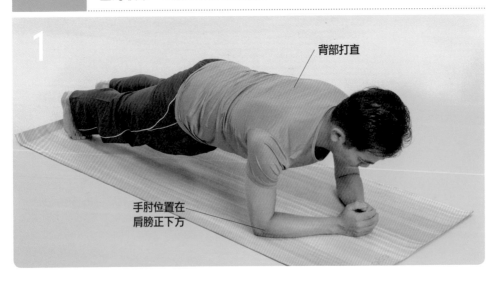

背部打直

手肘位置在
肩膀正下方

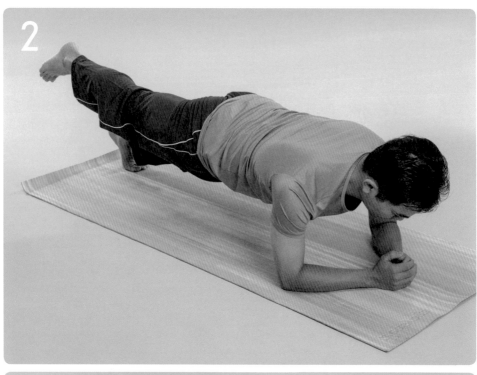

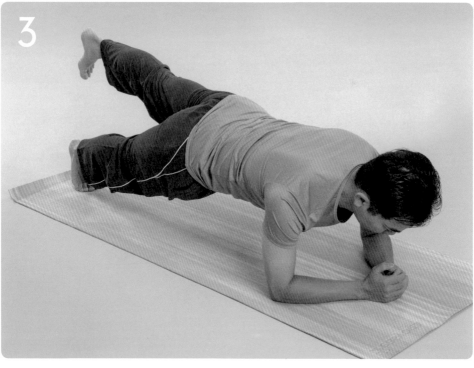

6 強化腹部核心

功效：強化腹部核心肌群。

[動作]

1. 預備姿勢：身體平躺，臉部朝上，雙腳彎曲，腳掌貼於地板，兩腳掌與骨盆同寬，接著做三組手部或上半身不同的動作。

2. 將雙手交叉貼於胸前，然後向上做捲腹動作，10 至 15 次。

3. 將雙手置於耳朵旁邊，然後向上做捲腹動作，10 至 15 次。

4. 兩手放置身旁，上半身向上做捲腹動作，身體先往右 45 度角平行移動腰身，用右手觸及腳踝，然後換邊再做，做 10 至 15 次。可加強側腹部的肌肉訓練。若想挑戰更進階訓練或覺得側腹的伸展不夠強烈，可嘗試觸摸到腳尖部分。

| 要 領 | 頸部要放鬆，要用腹肌的力量，起來時呼氣，躺下時吐氣。 |

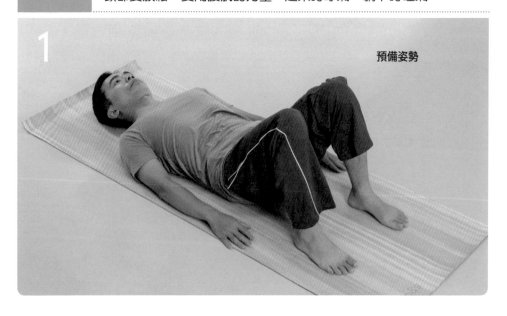

1　　預備姿勢

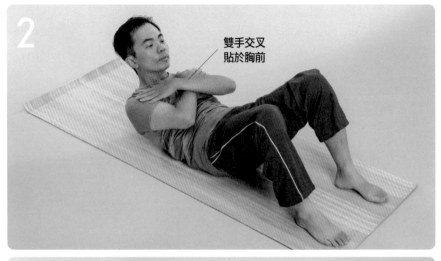

2　雙手交叉
　　貼於胸前

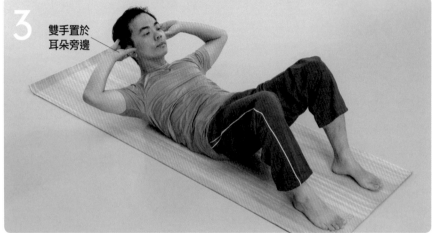

3　雙手置於
　　耳朵旁邊

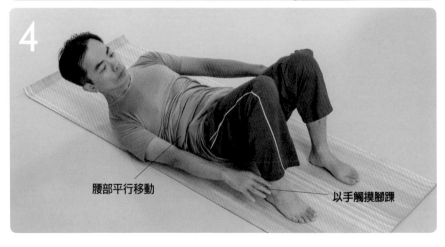

4　腰部平行移動　　以手觸摸腳踝

⑦ 搖身劈掛

功效：主要活動肩關節，並可伸展肩、背、胸、腰、腹、腿部的肌肉。

[動作]

1. 預備姿勢為雙腳打開站立，與肩同寬。

2. 身體略為前傾，雙手垂放，左右擺動像打高爾夫球一樣向上揮桿。

3. 兩臂同時由下向右經體側向上。以右手手掌拍擊左背部。以左手手掌經過右腋下拍擊右後肩胛骨。

4.5. 換左邊同樣動作交替練習。共做 20 組。

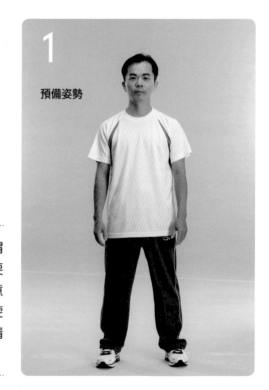

1

預備姿勢

要 領

劈掛（由上往下謂之劈，由下往上謂之掛）時，拍擊要清脆有聲，環繞要放鬆拉長，保持重心不要起伏。注意臂隨腰轉，兩腳腳尖順著左右方向旋轉，後腳跟提起。（本組動作練習請參見本書所附 DVD）

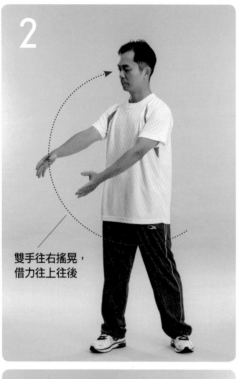

2

雙手往右搖晃，
借力往上往後

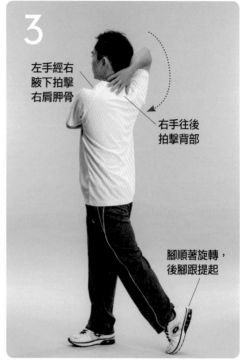

3

左手經右
腋下拍擊
右肩胛骨

右手往後
拍擊背部

腳順著旋轉，
後腳跟提起

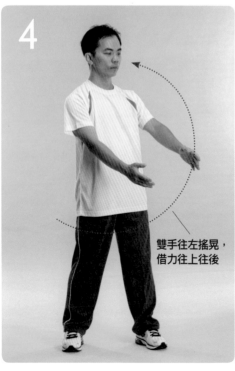

4

雙手往左搖晃，
借力往上往後

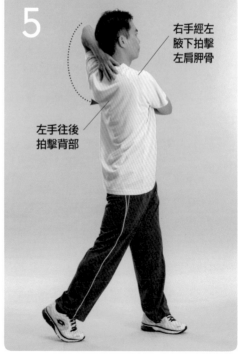

5

右手經左
腋下拍擊
左肩胛骨

左手往後
拍擊背部

▼ 脊椎本體

頭頸痠痛

肩關節痠痛

上肢痠痛

下肢痠痛

身心整體

⑧ 彎腰鬆筋

功效：伸展後背及腿後側肌群，增加身體柔軟度，放鬆肩關節周圍肌群。

[動作]

1-1 自然站立，雙腳與肩同寬，身體放鬆。

1-2 雙手從兩側抬起。

1-3 雙手由外往內，在胸前合抱。

1-4 大拇指往前推出，像蓋印章一樣，整組動作重複 3 次。

2-1 第一組動作做第 3 次時，雙手攤開掌心朝上。

2-2 往後吸氣抱回胸前合掌，雙腳屈膝往下，脊椎保持中正。

2-3 雙手往前延伸，身體前彎，雙腳伸直，雙手摸到前方地板。

2-4 再摸到兩腳腳跟後方地板，整組動作重複 10 次。

3-1 預備姿勢：彎腰，背挺直與身體成為 90 度角，肩膀放鬆，此組動作均為彎腰操作。

3-2 兩手往前延伸像小狗挖洞般移動，往前活動肩關節，左右各 1 次為 1 組，重複做 5 組。

3-3 兩手掌心向上，從前方往後移動，像拉繩索一樣，往後活動肩關節。左右各 1 次為 1 組，重複做 5 組。

3-4 保持彎腰狀態，接著雙手放鬆與地面垂直，脊椎左右轉動，肩膀上下活動。左右各 1 次為 1 組，重複做 5 組。

3-5 接著保持骨盆穩定，脊椎左右移動，以左手從身體前方觸及右腳踝外側，右手從後方觸及左腳踝外側。左右各 1 次為 1 組，重複做 5 組。

3-6 身體屈膝圓背慢慢回正，完成整組動作。

| 要 領 | 操作時，記得身體要放鬆，效果才會好。（本組動作練習請參見本書所附 DVD） |

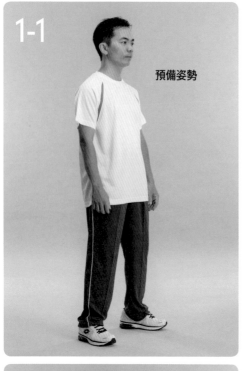

1-1 預備姿勢

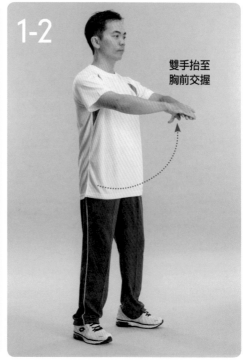

1-2 雙手抬至胸前交握

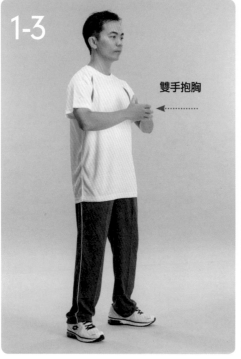

1-3 雙手抱胸

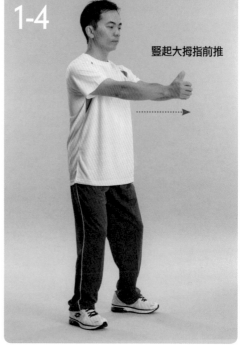

1-4 豎起大拇指前推

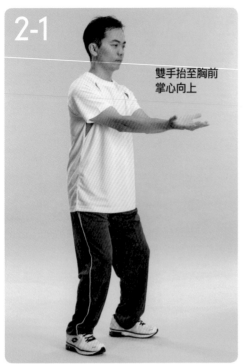

2-1

雙手抬至胸前
掌心向上

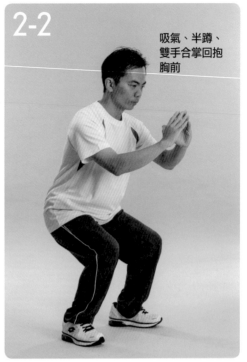

2-2

吸氣、半蹲、
雙手合掌回抱
胸前

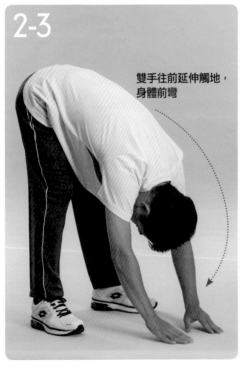

2-3

雙手往前延伸觸地，
身體前彎

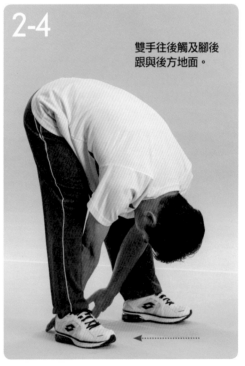

2-4

雙手往後觸及腳後
跟與後方地面。

▼ 脊椎本體

頭頸痠痛

肩關節痠痛

上肢痠痛

下肢痠痛

身心整體

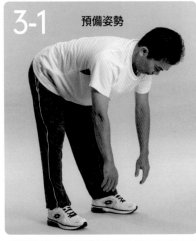

3-1　預備姿勢

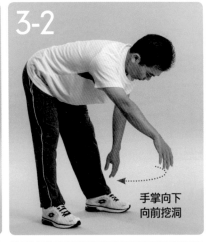

3-2　手掌向下向前挖洞

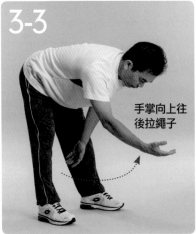

3-3　手掌向上往後拉繩子

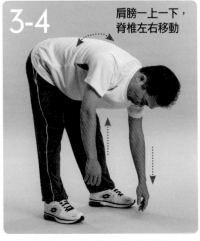

3-4　肩膀一上一下，脊椎左右移動

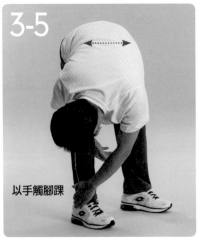

3-5　以手觸腳踝

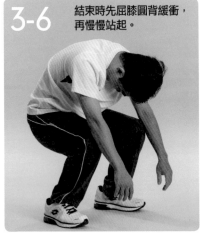

3-6　結束時先屈膝圓背緩衝，再慢慢站起。

9 雙手攀足固腎腰

功效：伸展腹肌以及腳內側的經脈，鍛鍊腰膝，有強筋健骨的作用。

[動作]

1. 吸氣，兩手伸直上舉至頭頂上。

2.3. 兩手交互向上拉伸兩次。

4.5. 吐氣彎腰，兩手盡量伸至腳尖，維持 3 至 5 秒，慢慢起身。

6.7.8. 雙掌順著雙腿內側慢慢上移，至鼠蹊部時滑向後腰，吸氣。

9. 雙手托住後腰身體微向後仰（手掌根用力抵住骨盆），吐氣，回正放鬆，吸氣。

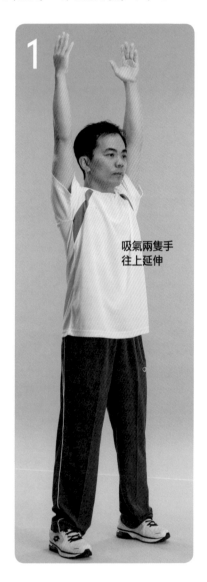

1

吸氣兩隻手
往上延伸

要領

伸展時全身放鬆，集中意識在手觸及之處，慢慢延伸。（本組動作練習請參見本書所附 DVD）

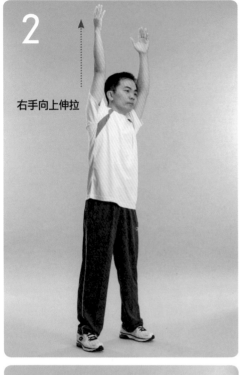

右手向上伸拉

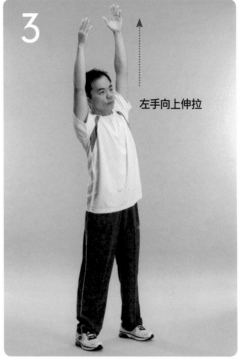

左手向上伸拉

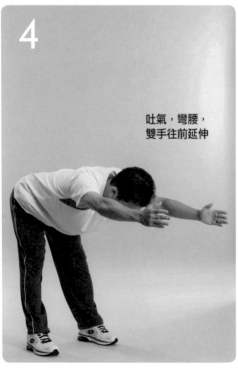

吐氣,彎腰,
雙手往前延伸

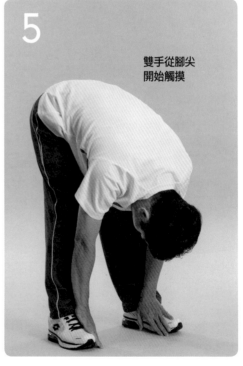

雙手從腳尖
開始觸摸

脊椎本體

頭頸痠痛

肩關節痠痛

上肢痠痛

下肢痠痛

身心整體

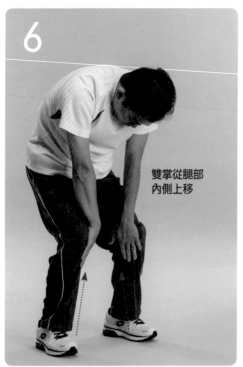

6

雙掌從腿部
內側上移

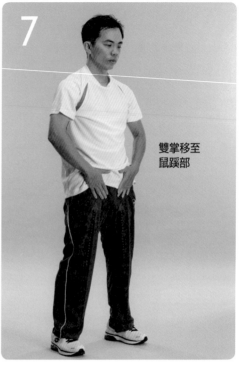

7

雙掌移至
鼠蹊部

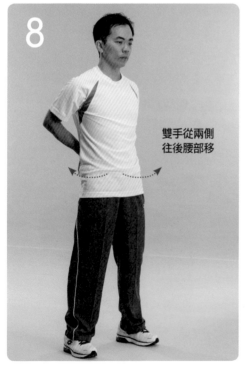

8

雙手從兩側
往後腰部移

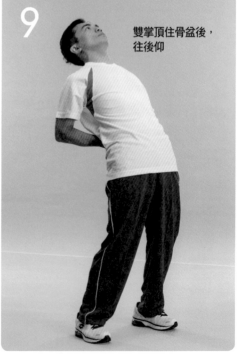

9

雙掌頂住骨盆後，
往後仰

頭頸痠痛
問題與保健

現代人常伏案工作、使用 3C 產品,加上生活壓力大,
常會頭痛、肩頸痠痛,可以利用西方式運動伸展,再利用中國式運動放鬆,
當壓力解除,經絡暢通後,疼痛問題就自然消失。

頭痛、偏頭痛

　　頭痛的原因很多，例如當脖子的肌肉緊縮造成血管的壓力增加，血液流動不順暢就容易造成頭痛現象。偏頭痛則跟肌肉緊繃最有關係，尤其有咬牙習慣的人特別容易會有偏頭痛，像習慣右邊咬，就是右邊肌肉緊縮，右邊頭痛。

　　頭痛通常是因肌肉擠壓，神經、血管被壓力壓迫，進而產生痛感。頭痛可分前額痛，頭頂痛，後頭痛，偏頭痛，血管型頭痛等。電腦、

● 頭痛部位及相關症狀對應圖

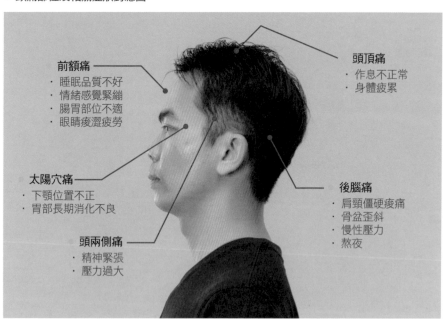

頭頂痛
· 作息不正常
· 身體疲累

前額痛
· 睡眠品質不好
· 情緒感覺緊繃
· 腸胃部位不適
· 眼睛痠澀疲勞

太陽穴痛
· 下顎位置不正
· 胃部長期消化不良

後腦痛
· 肩頸僵硬痠痛
· 骨盆歪斜
· 慢性壓力
· 熬夜

頭兩側痛
· 精神緊張
· 壓力過大

手機看太多，容易前額痛及頸部痠痛，因為長時間姿勢不正確，壓力容易集中在前額部、頸部，肌肉變緊繃，血管被束縛住，若時間持續太久，就容易產生疼痛。

好比中醫所講「氣不通則痛，血不通則腫」、「通則不痛，痛則不通」，經絡不暢，氣血不通就容易頭痛，而頭痛跟手三陰（由胸走手），手三陽（由手走頭），足三陽（由頭走足）這些經絡有關，只要適時做跟暢通經絡有相關的伸展放鬆運動，就可改善。

脊椎本體

▼
頭頸痠痛

肩關節痠痛

上肢痠痛

下肢痠痛

身心整體

實 證 分 享

▍對症治療，解除了惱人的身體壓力與疼痛

一位年輕的保險從業人員，因長期在外奔波，衝刺業績，生活緊張，導致肩頸痠痛、頭痛、後腦痛，嚴重時甚至會嘔吐，尋求很多種類的協助，皆沒有辦法有效解決。

經由我的評估，找出他肌肉容易緊繃的位置及原因，發現是因為長期姿勢不良，有不自覺聳肩的狀態，特別常出現在使用電腦、騎摩托車時，甚至跟客戶聊天時也會。

找出原因後，透過我的手法，解除他身體上的壓力，並教導他如何保持正確的姿勢，及有效的運動建議，例如頸部的伸展運動、頸部的按摩手法、仙鶴點水、胸背肌群的伸展…等。持續一個月的療程並配合自主運動後，客戶反應再也不會頭痛及嘔吐了。

7 ▸ 頸椎椎間盤突出

人體的脊柱是由一節節的脊椎骨堆疊而成，共有 33 節，重力若集中擠壓到椎間盤便會造成椎間盤突出，所以任何一處椎間盤都可能發生問題，只是常見的椎間盤突出容易出現在活動量最大的腰椎及頸椎。

● 頸椎結構圖示

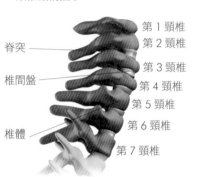

脊突
椎間盤
椎體

第 1 頸椎
第 2 頸椎
第 3 頸椎
第 4 頸椎
第 5 頸椎
第 6 頸椎
第 7 頸椎

頸部連結頭和身體，除了負責支撐頭部重量、保護脊髓，也是讓頭部轉動自如的關鍵。頸椎是整條脊椎活動度最高、彎曲度最大的一段，結構相對複雜也較脆弱。頸椎椎間盤突出，主要原因是長期姿勢不良造成，不分年齡都可能發生。當你做頭往前伸、下巴往上抬的動作，

● 低頭滑手機對頸椎形成的壓力圖示

15 度低頭
頸椎受力 12 公斤

30 度低頭
頸椎受力 18 公斤

45 度低頭
頸椎受力 22 公斤

60 度低頭
頸椎受力 27 公斤

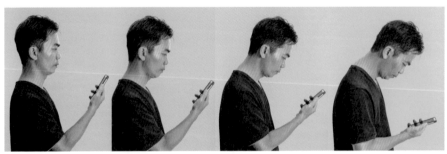

身體為了保持平衡，自然會形成駝背現象，還有彎腰駝背，側面看脊椎像英文字母「C」字形的姿態，例如坐在沙發上抬頭看電視，長時間駝著背使用電腦或低頭看智慧型手機，都容易讓壓力集中在脖子上。

所以要如何保持正確的坐姿，讓頸椎相對位置正確，頸部肌肉處於柔軟放鬆且有彈性的狀態呢？

1. 維持一個良好的坐姿，要使用有椅背的椅子，**臀部往後貼著椅背，讓腰部有支撐**，以減輕腰部的負荷。

2. 不要駝背，這會使脊柱周遭肌肉韌帶持續承受壓力，容易受傷，**椅子要盡量往前移，靠近辦公桌**，較能避免駝背情形發生。

3. 頭部及頸部不要往前傾，**膝蓋彎曲 90 度，使兩腳平放地板上。**

4. 如果椅背形狀無法使腰部挺起，**可加一個墊子墊在腰後方，以維持腰部正常曲度。**

5. 為了防止不經意的小動作可能引起的肌肉和韌帶受傷，轉身去接、送或拿東西時，盡量整個身體轉過來，**不要只扭轉上半身。**

6. 久坐後要活動一下身體，**可做些柔軟體操。**

● 不正確的坐姿造成頸椎與腰椎的問題

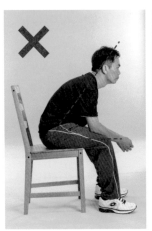 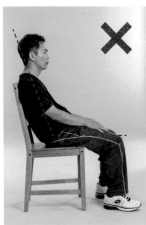 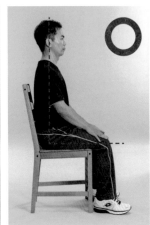

肩頸痠痛

　　肩頸痠痛的產生主要是因為人體骨架結構變得不正常，造成本來保持平衡狀態的對應肌肉之間發生拉扯。

　　當其中一方的肌肉被拉長，其對應的肌肉就需配合縮短，好像做上半身往後躺的姿勢，前面的肌肉群要放鬆，後背的肌肉群要收縮，身體才能做往後的動作，而

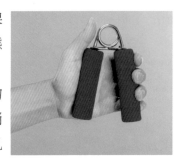

● 握力器

當兩者肌肉呈現不協調情形，就會造成痠痛的現象，或當一側肌肉太弱，另一側繃得太緊，對應的拮抗肌（對抗的肌肉）不協調，就會維持在一個不正確的姿勢，例如姿勢不良的側坐、只轉動頭部側看螢幕、側頭夾話筒講電話、斜躺看電視、趴在床上看書、低頭滑手機、長期低頭使用筆記型電腦、小朋友趴在桌上寫字等，都容易造成肩頸痠痛、腰痠背痛。因此，要消除疼痛須從姿勢做起。

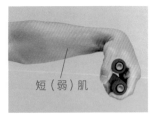

短（弱）肌

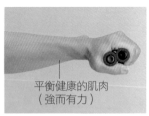

平衡健康的肌肉
（強而有力）

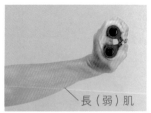

長（弱）肌

● 以手持握力器來檢測，可發現不同角度結構，會影響肌肉的長度與力量。中間平衡的肌肉
　力量最大，可將握力器握得最緊。

手三陰、手三陽經絡介紹

「手三陰」是指上肢手臂內側從胸往手方向運行的三條經絡。靠手掌大拇指側走的是肺經，中指走的是心包經，小指內側走的是心經。

1. **手太陰肺經**　主治呼吸系統的疾病，如急、慢性支氣管炎、咳嗽、胸痛、氣喘等；五官疾病，如咽炎；經脈所過部位的疾病，如上肢前外側緣疼痛、掌心熱等。

2. **手厥陰心包經**　主治心血管疾病，如心跳過速或過緩、心絞痛等；神經精神疾病，如精神分裂症、神經衰弱、癔病等；其他疾病，如胸悶、胃痛、嘔吐、肘臂痛等。

3. **手少陰心經**　主治心血管疾病，如心跳過速或過緩、心絞痛等；神經精神疾病，如神經衰弱、精神分裂症、癲癇等；經脈所過部位的疾病，如肋痛、肘臂痛等。

「手三陽」是指上肢手臂外側從手往頭方向運行的三條經絡。靠手背食指走的是大腸經，無名指走的是三焦經，小指外側走的是小腸經。

1. **手陽明大腸經**　主治上呼吸道感染，如感冒發燒、咳嗽、頭痛等；頭面五官疾病，如面部痙攣；三叉神經痛、甲狀腺腫大、鼻竇炎等；過敏性皮膚病，如皮膚搔癢、蕁麻疹等；經脈所過部位的疾病，如手指手背腫痛、肘、肩疼痛等。

2. **手少陽三焦經**　主治頭面五官疾病，如偏頭痛、顏面神經麻痺、腮腺炎、咽炎、頸部淋巴結腫大等；經脈所過部位的疾病，如肋痛、肘臂痛等。

3. **手太陽小腸經**　主治頭面五官疾病，如中耳炎、耳聾、扁桃體炎、目疾等；經脈所過部位的疾病，如頸項痛、肩背痛、肘臂痛、手臂腫痛等。

⑩ 頸部左右扭轉伸展

功效：放鬆、伸展頸部肌肉。

[動作]

1. 脊椎擺正，肩膀下壓。

2. 頭轉向右邊，停留 20 至 30 秒，回正。

3. 然後換轉向左邊，每組動作重複 3 至 5 次。

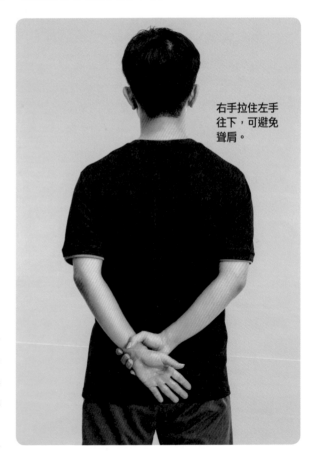

右手拉住左手往下，可避免聳肩。

要 領

注意做動作時，肩膀不要抬高，若容易抬高，可將雙手背於後方，用右手抓住左手往下拉，即可改善。

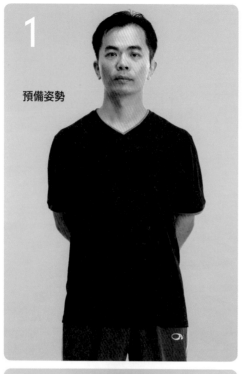

1 預備姿勢

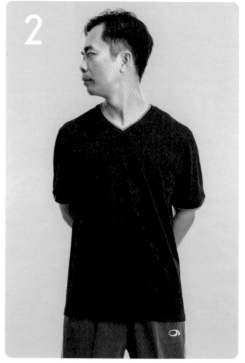

2

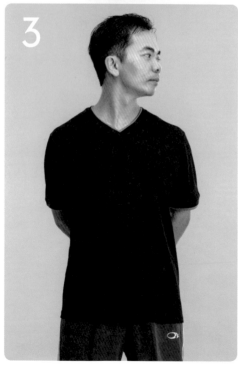

3

脊椎本體

▼ 頭頸痠痛

肩關節痠痛

上肢痠痛

下肢痠痛

身心整體

┤ 頸 部 運 動 注 意 事 項 ├

做頸部伸展運動時，注意不要做頸部繞圓，此動作已被歸入危險動作，容易造成脊椎動脈磨損、變硬，嚴重甚至破裂出血造成中風，應盡量做靜態的伸展。

⑪ 頸部左右側面伸展

功效：放鬆伸展頸部肌肉。

[動作]

脊椎擺正，頭倒向右邊，可用右手扶住輔助伸展，延伸拉長左側頸部，停留 20 至 30 秒，然後換邊，重複 3 至 5 次。

要領	注意做動作時，肩膀不要抬高，若容易抬高，可將另一隻手背於後方，即可改善。

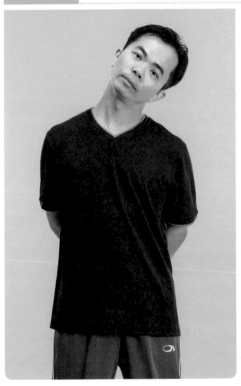

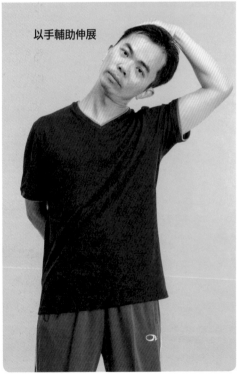

以手輔助伸展

脊椎本體

▼頭頸痠痛

肩關節痠痛

上肢痠痛

下肢痠痛

身心整體

12 頸部左右 45 度下壓伸展

功效：放鬆伸展頸部肌肉。

[動作]

脊椎擺正，頭轉向右邊 45 度，低頭向下，下巴碰鎖骨，（頸椎功能正常者，下巴可碰到鎖骨，不正常則碰不到）。低頭向下，下巴碰不到鎖骨者，可用右手扶在後腦勺，輔助頭部往下壓，眼睛看右腳腳趾頭，伸展頸部後側的肌肉。停留 20 至 30 秒，然後換邊，重複 3 至 5 次。

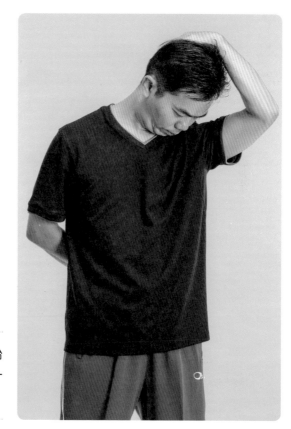

要領

注意做動作時，肩膀不要抬高，若容易抬高，可將另一隻手背於後方，即可改善。

頭頸問題的對症建議運動

⑬ 頸部後側肌肉對抗伸展

功效：放鬆伸展頸部肌肉。

[動作]

脊椎擺正，低頭向下。雙手手指交握，放於後腦勺，手下壓頭
上抬，出力對抗，手的力量比頭部上抬的力量小一點，使頭部
慢慢抬起，可伸展頸部後側的肌肉，刺激頸部肌肉血液循環。
重複 3 至 5 次。

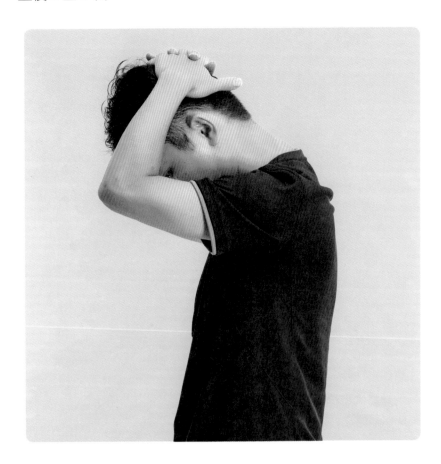

開胸伸展

功效：伸展胸部肌群，可使呼吸順暢。

[動作]

1. 面對牆壁，將右手抬起 90 度與地面平行。

2. 然後身體轉向左側，伸展胸部肌群，停留 20 至 30 秒，換邊，
   重複 3 至 5 次。

要 領	注意脊椎保持挺直、不駝背。

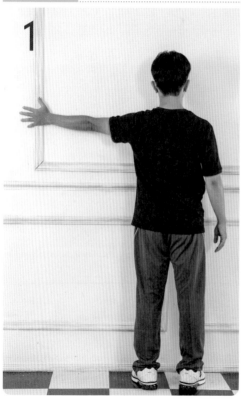
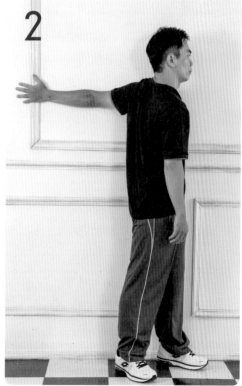

脊椎本體

▼ 頭頸痠痛

肩關節痠痛

上肢痠痛

下肢痠痛

身心整體

15 龜合法（頸部按摩）

功效：放鬆頸部後側肌肉。

[動作]

1. 雙手交握，往上往後，將手置於後頸部，以掌根按壓頸後側脊椎兩旁的肌肉。

2.3.4. 分成上、中、下三段，分次按壓，每次停留 10 至 15 秒，重複 3 至 5 次。

要領

按壓時，背部挺直、以掌根按壓。（本組動作練習請參見本書所附 DVD）

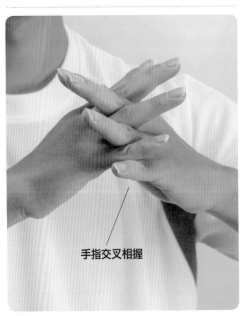

手指交叉相握

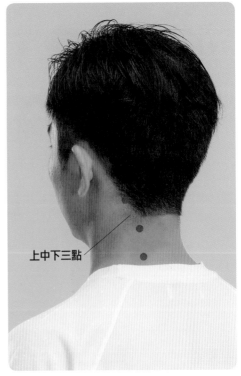

上中下三點

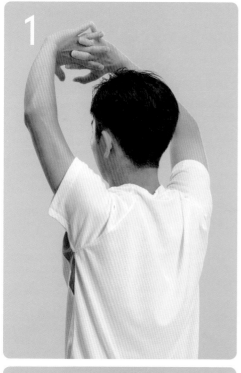

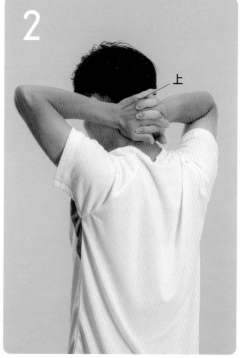

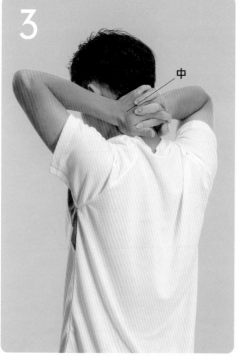

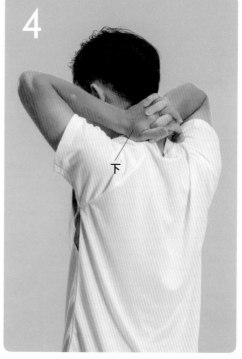

脊椎本體

▼ 頭頸痠痛

肩關節痠痛

上肢痠痛

下肢痠痛

身心整體

⑯ 仙鶴點水（下顎畫圓運動）

功效：伸展頸部周遭肌群。

[動作]

兩腳平放地板上，脊柱拉直，雙手放於胸口前方，下顎從上到下畫圓。

1. 下顎先盡量往上延伸。
2. 接著下顎向前伸展
3. 下顎慢慢向後勾，直到把頸椎立直，重複動作 15 至 20 次。

要領

想像一個半圓形，下顎在半圓形軌道上運行，初學者可採坐姿，坐穩後再開始動作。
（本組動作練習請參見本書所附 DVD）

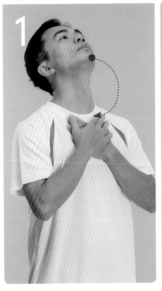
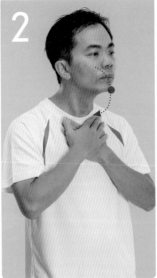
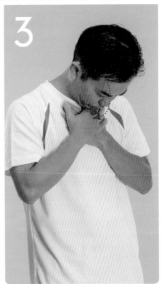

脊椎本體

▼ 頭頸痠痛

肩關節痠痛

上肢痠痛

下肢痠痛

身心整體

（17） 搖身劈掛

功效：與對症運動 7 相同，可活動放鬆肩關節、背部等肌群，對於
　　　頭頸問題亦有幫助。

[動作]

1. 預備姿勢為雙腳打開站立，與肩同寬。

2. 身體略為前傾，雙手垂放，左右擺動像打高爾夫球一樣向上
   揮桿。

3. 兩臂同時由下向右經體側向上。以右手手掌拍擊左背部。以
   左手手掌經過右腋下拍擊右後肩胛骨。

4. 5. 換左邊同樣動作交替練習。共做 20 組。

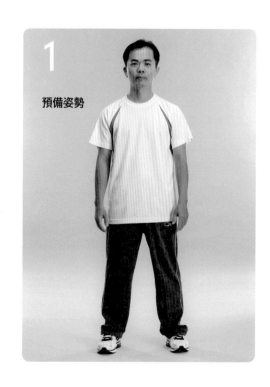

1

預備姿勢

要領

劈掛（由上往下謂之劈，由下往上謂
之掛）時，拍擊要清脆有聲，環繞要
放鬆拉長，保持重心不要起伏。注意
臂隨腰轉，兩腳腳尖順著左右方向旋
轉，後腳跟提起。（本組動作練習請
參見本書所附 DVD）

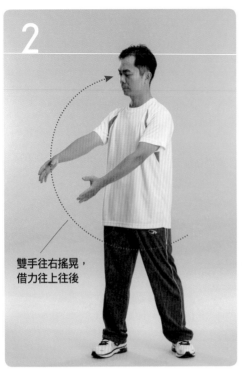

2

雙手往右搖晃，
借力往上往後

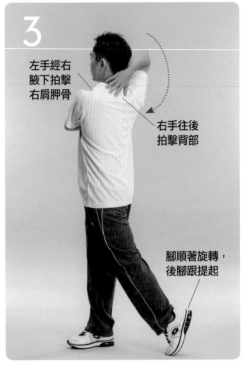

3

左手經右
腋下拍擊
右肩胛骨

右手往後
拍擊背部

腳順著旋轉，
後腳跟提起

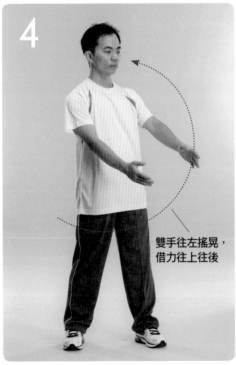

4

雙手往左搖晃，
借力往上往後

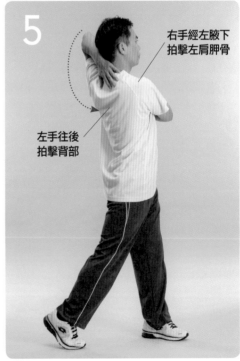

5

右手經左腋下
拍擊左肩胛骨

左手往後
拍擊背部

肩關節痠痛

問題與保健

手抬不起來，舉不高的五十肩，發生的年齡層越來越低，

一旦有五十肩現象，要及早治療，

多做復健運動拉開已沾黏的關節囊，是恢復柔軟度的最好方式。

病症 9 ‧ 五十肩（冷凝肩、冰凍肩、沾黏性肩關節囊炎）

　　五十肩，又稱冷凝肩、冰凍肩，正式學名為「黏連性肩關節囊炎」，主要是肩膀關節囊的組織沾黏發炎造成，造成手抬不起來，舉不高，往上舉只能約略舉高 90 至 100 度，無法做對側梳頭，背後扣胸罩的動作。

　　依病程大致可分為三個階段：

　　1. 發炎期：平均約經歷 10 至 36 週，在這個階段，患者肩關節的滑液囊正值發炎，特別地疼痛。

　　2. 黏連期：此時關節囊開始攣縮，患部肩關節已不像初期正值發炎來得疼痛，但若手抬起至某個角度，仍然會引發疼痛，這個階段的病程平均約需經歷 4 個月至 12 個月不等。

　　3. 舒緩期：隨著疼痛感逐漸降低，病程進展到第 3 階段的舒緩期，

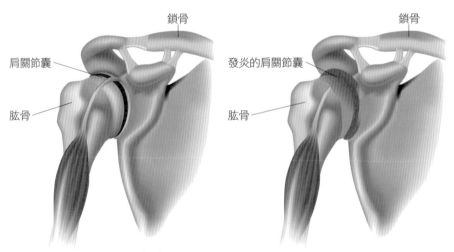

● （左）正常肩關節構造，（右）發炎沾黏的肩關節

脊椎本體

頭頸痠痛

▼肩關節痠痛

上肢痠痛

下肢痠痛

身心整體

這時候患部肩關節已不太會痛，但肩關節活動度卻大受影響。

若想要縮短病程回復健康，在黏連期時最好配合做復健運動，拉開已沾黏的關節囊。

以往好發在 50 歲年齡層，故稱為五十肩，但現在年齡已下降到 40 歲，甚至 30 歲。此病屬於慢性病，因為很慢才會好，因需把變質物質汰換掉，通常要 1 到 2 年時間。其病程可比喻如一塊豬肉，放在室溫下時柔軟有彈性，之後拿到冷凍庫冰凍，表層開始變硬是發炎，整個變硬後則像結凍，會有段時間都不痛，所以治療過程像在退冰，慢慢會開始感到疼痛，復健一段時間後才又不會疼痛。

對於五十肩，中醫說法是因受到風、寒、濕三邪入侵，久而久之造成麻痺現象，血液流動不順暢使身體產生變化，故當身體對抗外來入侵如細菌、病毒等的自然機轉就會造成發炎，對治方法為通經活血，多運動及熱敷是有效的手段。

實證分享

◆ 感謝諄諄告知，還我右手健康

有一天，我的右手突然抬不起來，我賴以維生的手臂，居然抬不起來，這可是晴天霹靂，我這輩子從未有過這類的病痛，但我心念一轉，立刻想到李老師，我想他是這類病痛的剋星，找他就對了。

李老師檢視過後說，沒問題，只是五十肩前期的「肌肉沾黏」，盡早處理就不會成為五十肩，我立刻請李老師協助。過程中，我體會到專業人士較一般人更細膩、體貼的手法，會以客戶的角度思考，幫助患者解決問題，也會諄諄告知平日如何保健、器材如何使用，協助我建立正確的觀念，滿足知識的慾望，讓我懂得如何 DIY，自己維護自己的健康。（企管顧問高先生）

(18) 手臂左右搖擺運動

功效：增加肩關節活動度，放鬆伸展肩部肌肉。

[動作]

雙腳一前一後站立，身體略為前傾，一手扶住固定的椅子或牆面，手持寶特瓶或啞鈴自然左右擺動。然後換邊再做，每一組做20次。

| 要 領 | 擺動時肩膀放自然下垂，擺動時要緩慢。 |

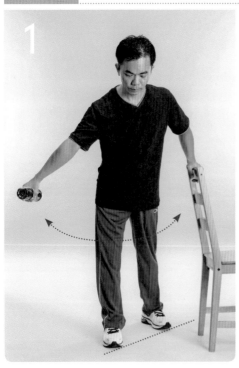 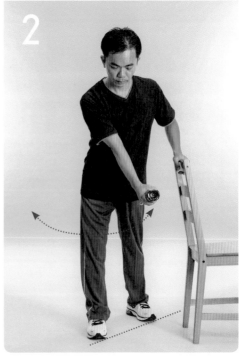

脊椎本體

頭頸痠痛

▼ 肩關節痠痛

上肢痠痛

下肢痠痛

身心整體

19 爬牆運動

功效：增加肩關節活動度，放鬆伸展肩部肌肉。

[動作]

1. 面對牆壁站立，肩膀手臂向前向上抬起，手指放在牆面上向上爬行，接著讓身體逐漸靠近牆壁，爬至最高點，停留 15 秒，重複 3 次。

2. 接著身體側轉，將患側肩膀靠近牆面，做手指爬牆運動，爬至最高點停留 15 秒，重複 3 次。

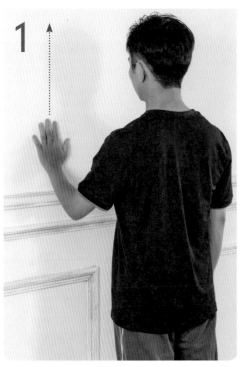

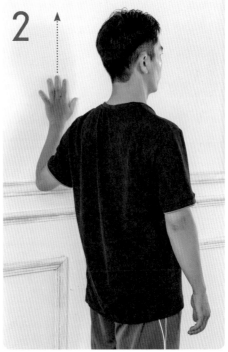

⑳ 手臂上抬側彎伸展

功效：增加肩關節活動度，放鬆伸展肩部肌肉。

[動作]

1. 雙手握住長毛巾兩端往左右拉緊，放置在頭後側。

2. 將手向上抬起至最高，擺好姿勢。

3. 整個身體向左彎，停留 20 至 30 秒

4. 再向右彎，停留 20 至 30 秒，重複 5 至 10 次。

要領	脊椎保持正確位置，不前凸，不駝背。

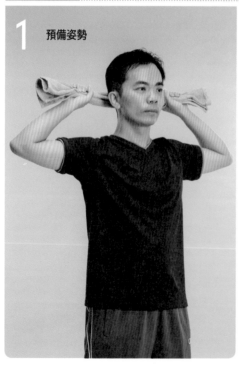

1 預備姿勢

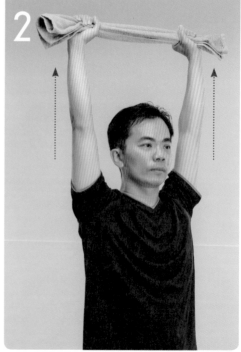

2

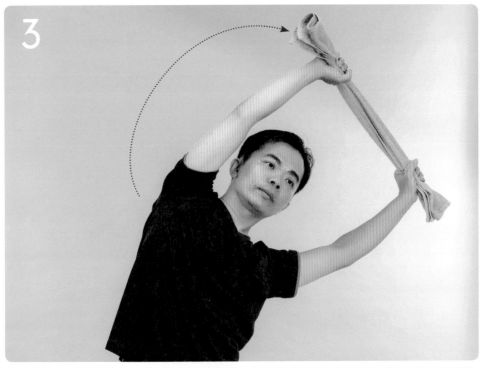

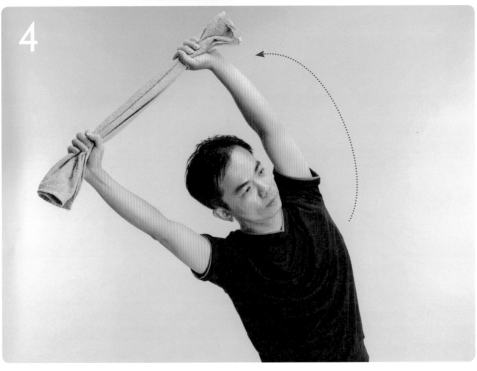

脊椎本體

頭頸痠痛

▼
肩關節痠痛

上肢痠痛

下肢痠痛

身心整體

㉑ 洗刷刷運動

功效：增加肩關節活動度，放鬆伸展肩部肌肉。

[動作]

雙手一上一下，抓住毛巾兩端，毛巾向後繞，置於背上，雙手做上下拉動，洗澡刷背的動作。脊椎保持正確位置，不前凸，不駝背，重複 3 分鐘。雙手交換方向再做 3 分鐘。

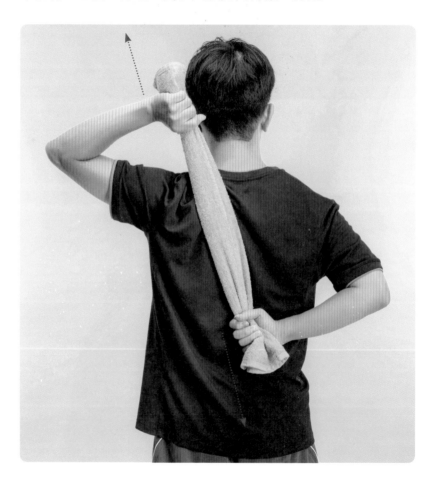

脊椎本體

頸頸痠痛

▼ 肩關節痠痛

上肢痠痛

下肢痠痛

身心整體

 # 扶牆下蹲運動

功效：藉由身體重量，拉開黏連的關節囊。

[動作]

1. 面對牆站立，將手平舉、手掌貼牆。

2. 身體慢慢往下蹲，手固定不動，至手臂伸展至極限，停留 15 至 20 秒，站起來恢復原本位置，放鬆。重複 5 次。

要 領	進行運動時應量力而為。以上動作，每天早、晚全部做一次，可幫助拉開已變短、黏連的關節囊，有效縮短病程。

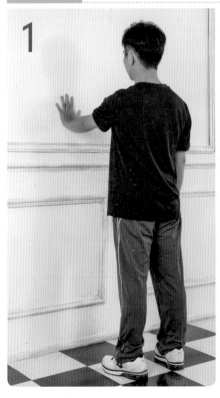

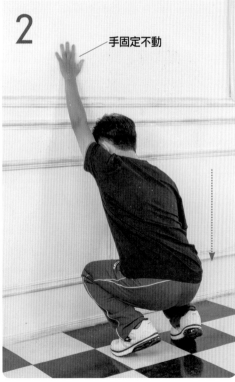

手固定不動

23 胸部肌群伸展

功效：伸展胸大肌、胸小肌、前三角肌、前鋸肌、大圓肌。

[動作]

雙手置於桌面或牆壁，雙腳打開與肩同寬，屁股往後推，肩膀往下壓，讓脊椎拉直，身體與腳成 90 度，慢慢放低肩膀，就像要把下巴貼近地面。

| 要領 | 雙腳肌肉較為緊繃者可屈膝。 |

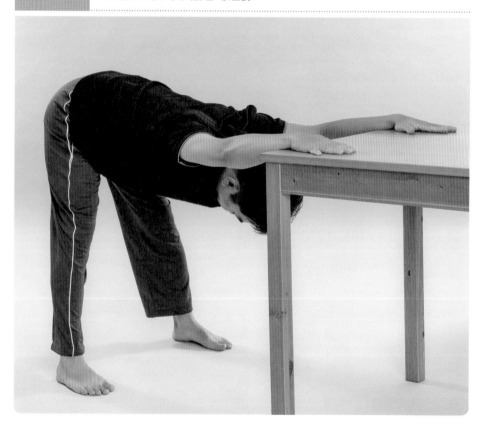

㉔ 肩胛伸展：大小菱形肌

功效：伸展運動大小菱形肌。

[動作]

1.雙手打開與肩同高，吸氣，同時雙手往外延伸拉長。

2.吐氣，手肘向背後身體中心靠近，重複 10 至 20 次。

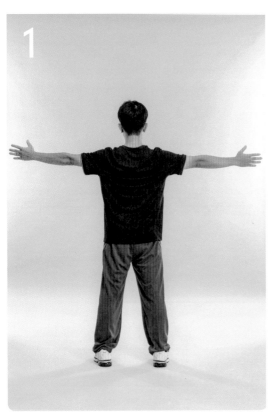
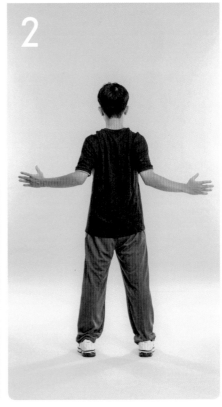

脊椎本體

頭頸痠痛

▼ 肩關節痠痛

上肢痠痛

下肢痠痛

身心整體

25 上背部伸展

功效：伸展從脖子後側到上背部的肌群。

[動作]

1. 站姿，雙腳打開與肩同寬，雙手交握往前伸出。

2. 屈膝收腹，骨盆後傾，背往後拱，頭低下巴收，持續 20 至 30 秒，放鬆回正，重複 5 至 10 次。

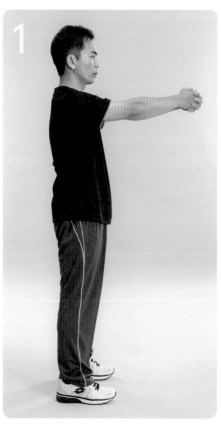
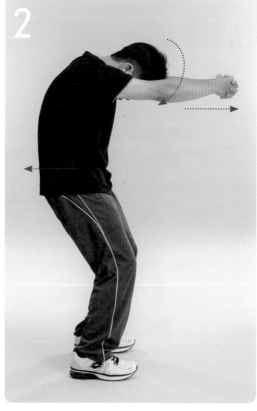

脊椎本體

頭頸痠痛

▼ 肩關節痠痛

上肢痠痛

下肢痠痛

身心整體

(26) 三角肌伸展

功效：伸展三角肌。

[動作]

身體站直，一隻手臂橫過胸前，另外一隻手勾住上手臂（手肘上方），往另一側肩膀拉，持續 20 至 30 秒，接著換邊操作，每組動作重複 3 至 5 次。

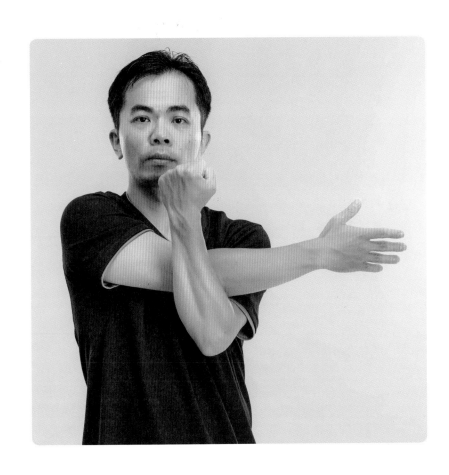

肱二頭肌伸展

功效：伸展肱二頭肌。

[動作]

左手掌心朝上，右手掌心朝下壓住左手掌，右手往下伸直，持續 20 至 30 秒，接著換手操作，每組動作重複 3 至 5 次。

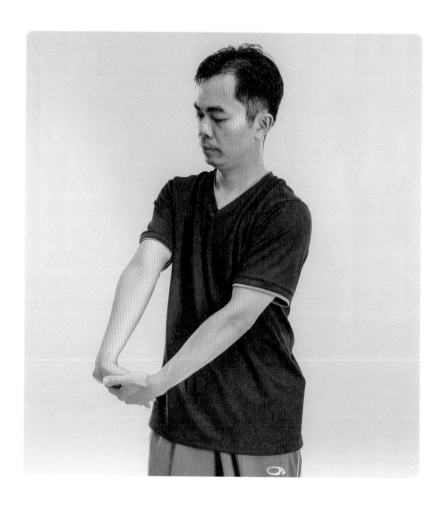

28 # 肱三頭肌伸展

功效：伸展肱三頭肌。

[動作]

雙手上舉，左手扣住右手肘，將手肘移到頭後方，背打直，眼睛平視前方，持續 20 至 30 秒，接著換手操作，每組動作重複 3 至 5 次。

| 要領 | 背部打直，抬頭平視前方。 |

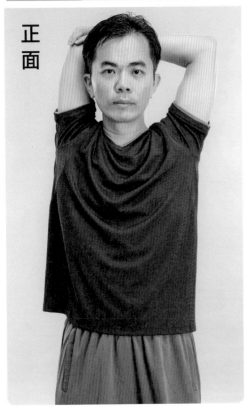

正面

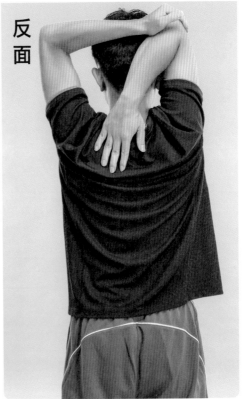

反面

脊椎本體

頭頸痠痛

▼ 肩關節痠痛

上肢痠痛

下肢痠痛

身心整體

29 滾鑽基本功

功效：可活動肩、肘、腕、指部位的肌肉關節，活絡血液循環。

[動作]

1. 雙手向前抬起，與肩同高，手掌併攏掌心朝上。

2. 從小拇指帶動手臂，由上往下向身體方向旋轉，將伸直手臂往前伸直。

3. 接著反向做，由大拇指帶動手臂，由下往上向身體方向旋轉。

4. 最後往前伸直手臂，恢復最初姿勢，整組動作重複 20 次。

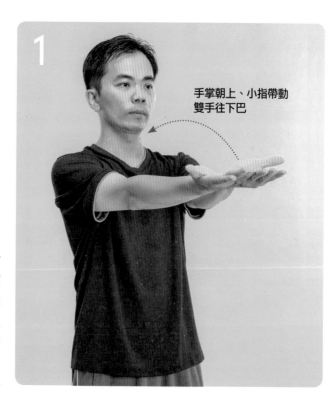

手掌朝上、小指帶動
雙手往下巴

要領

往下旋轉時由小拇指帶動，往上旋轉時由大拇指帶動。（本組動作練習請參見本書所附 DVD）

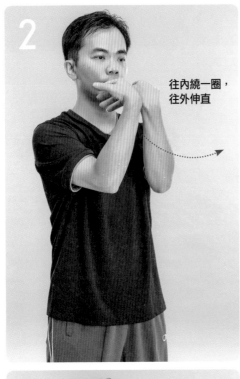

2 往內繞一圈，
往外伸直

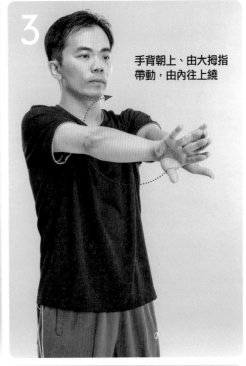

3 手背朝上、由大拇指
帶動，由內往上繞

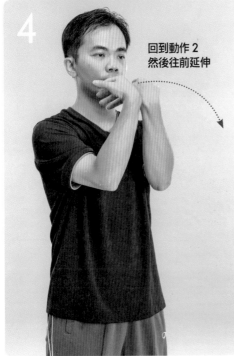

4 回到動作 2
然後往前延伸

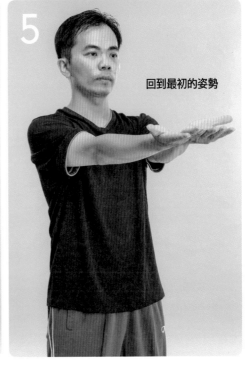

5 回到最初的姿勢

脊椎本體

頭頸痠痛

▼ 肩關節痠痛

上肢痠痛

下肢痠痛

身心整體

(30) 托盤繞圓（掙裏基本功）

功效：可活動肩、肘、腕、指部位的肌肉關節，活絡血液循環，增
　　　加手臂旋轉肌群的柔韌度。

[動作]

1. 左手大手臂、小手臂呈 90 度，置於身體側，掌心朝上，

2. 從小指側往內沿順時鐘方向旋轉，手自然抬起畫圓。

3. 從胸前開始，手順勢從腋下、手腕旋轉繞到後方畫一圈，再
　 往上至頭上畫一圈。

4. 回到初始位置，繼續再做。約做 10 次，之後換手。進階版則
　 可練習反轉方向的動作。

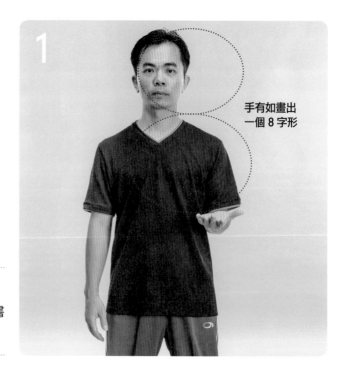

手有如畫出
一個 8 字形

要領

整體動作較為複雜，
動作練習請參見本書
所附 DVD。

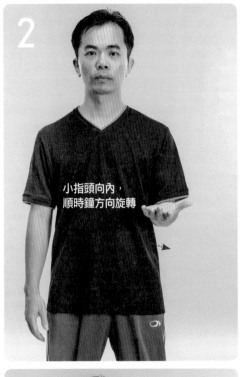

2 小指頭向內，
順時鐘方向旋轉

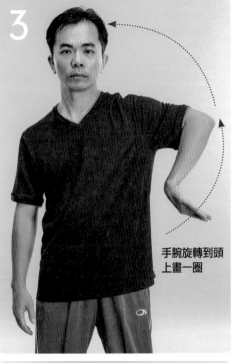

3 手腕旋轉到頭
上畫一圈

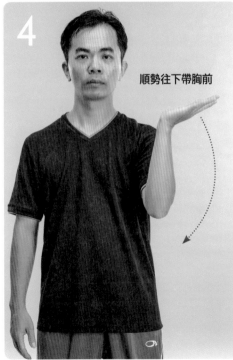

4 順勢往下帶胸前

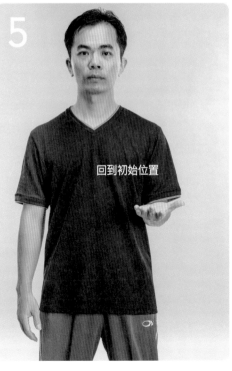

5 回到初始位置

脊椎本體

頸頸痠痛

▼ 肩關節痠痛

上肢痠痛

下肢痠痛

身心整體

㉛ 甩手功（3-1）合氣鬆身

功效：增加肩關節活動度，促進肩關節周遭肌群血液循環，調整呼吸，
　　　促進消化吸收功能，學會身體自然放鬆的感覺。

[動作]

1. 雙腳打開與肩同寬，雙腳屈膝微蹲，腳趾尖朝前，雙手自然放
於身體兩側。

2. 雙手從兩側抬起與肩同高，前手臂微抬，掌心朝下。

3. 維持身體姿勢不變，雙手自然放鬆，不需用力，以自由落體方
式放下，使前手臂在身體前自然交叉。雙手再次抬起、落下，
重複 20 至 60 次。

| 要領 | 沉肩墜肘，雙手自然放鬆。（本組動作練習請參見本書所附 DVD） |

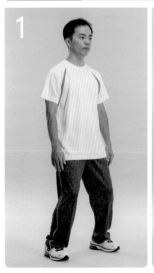
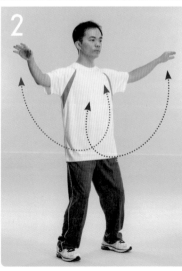
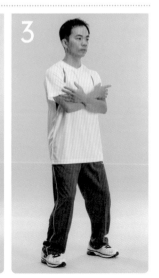

脊椎本體

頸頸痠痛

▼ 肩關節痠痛

上肢痠痛

下肢痠痛

身心整體

(32) 甩手功（3-2）轉腰鬆胯

功效：增加肩關節活動度，促進肩關節周遭肌群血液循環，活動脊椎
關節，活動大腿內收肌群，活化足三陰經絡（脾、肝、腎），
促進消化吸收，調理生殖泌尿系統。

[動作]

1. 雙腳打開與肩同寬，雙腳屈膝微蹲，腳趾尖朝前，雙手自然放
於身體兩側。雙手從兩側抬起與肩同高，沉肩墜肘，前手臂微
抬，掌心朝下。

2. 維持身體姿勢不變，雙手自然放鬆，不需用力，以自由落體方
式放下，此時向左轉動腰胯，使右手在身前，左手在身後。

3. 身體轉正，雙手再次抬起、落下，同時向右轉動腰胯，使左手
在身前，左手在身後，重複 20 至 60 次。

| 要領 | **本組動作練習請參見本書所附 DVD** |

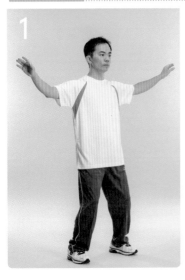
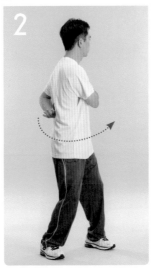
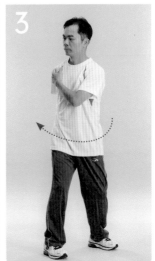

33 甩手功（3-3）擺臂鬆肩

功效：增加肩關節活動度，促進肩關節周遭肌群血液循環速度，活動脊椎關節。

[動作]

1. 雙腳打開與肩同寬，雙腳屈膝微蹲，腳趾尖朝前，雙手自然放於身體兩側。

2. 右手向前抬起與肩同高，指尖與鼻尖同高，沉肩墜肘，前手臂微抬，掌心朝下，腰胯略向左轉。

3. 右手自然放鬆，不需用力，以自由落體方式放下，手向後擺動，同時左手向前抬起，腰胯向右轉，使右手在後，左手在前，左右交換，重複 20 至 60 次。

要領 本組動作練習請參見本書所附 DVD。

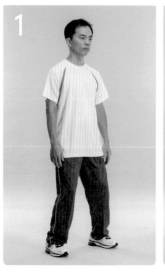 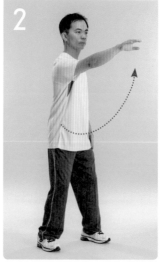 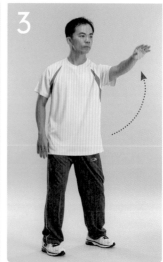

上肢痠痛

問題與保健

———

手機肘、滑鼠手、媽媽手、網球肘、電腦肩，
幾乎都是現代人生活造成的工作或運動傷害，肌肉運用的不平衡與姿勢不當，
產生痠痛發炎的症狀，平日要多做運動保養，預防勝於治療。

手機肘、麻將手（肘隧道症候群、延遲性尺神經麻痺）

人體上肢主要有三條神經，靠內側沿尺骨走的是尺神經，靠外側沿橈骨走的是橈神經，走在兩者中間的是正中神經。尺神經控制手掌肌肉的張合、小指與無名指的彎曲、小指與手掌內側的感覺，由上臂到前臂會經肘部後方，該處神經介於皮膚與硬骨間，用手就摸得到，所以容易受到壓迫損傷。若以指彈之，小指

● 尺神經隧道位置圖

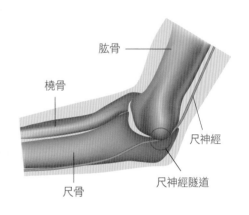

肱骨

橈骨

尺神經

尺骨

尺神經隧道

● 神經受損反應區

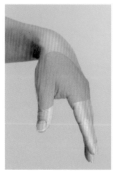
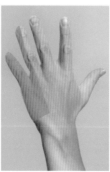
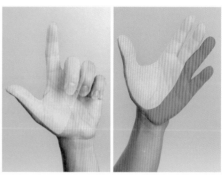

橈神經損傷時的感覺喪失的皮區

尺神經損傷時的感覺喪失的皮區

正中神經損傷時的感覺喪失的皮區

脊椎本體

頭頸痠痛

肩關節痠痛

▼上肢痠痛

下肢痠痛

身心整體

與手掌內側會產生觸電感,即俗稱的麻筋。

　　當手肘長時間做向上或向外彎曲壓靠的動作,例如長時間彎曲手肘講電話、打麻將或寫字時,肘部緊壓桌面、以手當枕,趴著午睡、用手托下巴,肘部靠在桌上或椅子扶手上,這些動作都容易壓迫尺神經造成損傷疼痛。而神經損傷症狀輕重與被壓迫時間長短及傷害嚴重度有關,輕者,初期只是小指、無名指麻痺、刺痛,肘關節內側感到痠痛;重者,後期可能導致手部無力,影響日常生活。

　　預防與治療手機肘、麻將手最佳的方法及重要步驟,就是避免長時間彎曲或壓迫手肘,不固定某種姿勢太久,避免任何會壓到尺神經的動作與姿勢,肘部遠離桌面保持懸空,常常進行手臂、手肘伸展運動,放鬆緊繃的肌肉舒緩神經的壓力。

實 證 分 享

▶ 感謝老師,使我的工作傷害都治好了

　　因為工作長期使用滑鼠,導致我的手腕很容易肌腱發炎,肩膀的肌肉也越來越僵硬,「落枕」對我來說更是常有的事,迫不得已只好離開職場休養。之後進行中、西醫復健持續 1 年,狀況還是沒有多大改善,直到朋友介紹了李老師,在持續 3 個月的治療後,肌腱炎及落枕的情況便不再發生。李老師擅長人體力學,為我量身打造的復健運動讓我恢復了健康與活力,讓我可以繼續從事我喜歡的設計工作,真的非常感謝李老師!(平面設計陶小姐)

滑鼠手、電腦手（腕管狹窄症、腕隧道症候群）

　　腕隧道症候群，俗稱「滑鼠手」或「電腦手」，常見形成原因為手腕部位長期處於緊縮狀態，造成手腕處的正中神經受到壓迫發炎，進而出現拇指、食指、中指等手指麻痺、刺痛、僵硬及腕關節腫脹等症狀，造成拿筷子、杯子、鑰匙及書寫等手部細微動作障礙，且常在夜間睡眠時疼痛加劇，嚴重甚至痛到手肘、肩膀。

● **腕隧道症候群發炎區** ....

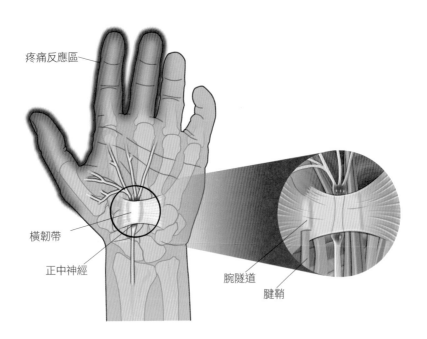

疼痛反應區

橫韌帶

正中神經

腕隧道

腱鞘

此病是日積月累造成，平時不易察覺，好發於手腕常需重複使用、使力的人，像是長期以不良姿勢使用電腦鍵盤、滑鼠的人，以及職業上需經常使用手腕進行托舉、扭擰、捏拿、抓握等動作的人，例如家庭主婦、鋼琴家、老師、木匠、電子機械技工、餐飲從業人員等，屬常見職業病。

　　只要身體處在運動狀態，肌肉就一定會緊繃，預防方式除平常使用電腦時，不要讓手肘懸空，主要還是記得要定時讓雙手休息，並常做腕部伸展運動，活絡舒緩緊繃的肌腱與肌肉。當感到手指無力或手腕痠痛，意味肌腱、肌肉已到使用臨界點，請務必停下來休息，避免狀況持續惡化。

● **測試自己有沒有滑鼠手？** ···

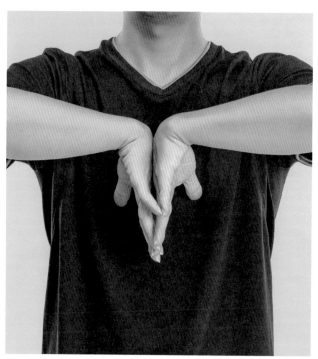

將兩手背相對置於胸前，維持手腕彎曲至少九十度的姿勢 30 至 60 秒，檢查是否會引發手部（拇指、食指及中指）麻痺感。

脊椎本體

頭頸痠痛

肩關節痠痛

▼ 上肢痠痛

下肢痠痛

身心整體

媽媽手（橈側狹窄性肌腱滑膜炎）

俗稱「媽媽手」的「橈側狹窄性肌腱滑膜炎」，主要症狀為大拇指外側靠近手腕處一帶感到腫脹疼痛無法用力，大拇指不能豎起來比「讚」，想要做抓握洗衣、擰扭毛巾或寫字等動作特別困難。

成因是過度使用大拇指、手腕或重複抓握物體，手部動作施力不正確，造成手掌內側沿大拇指外側附近的「外展拇長肌」及「伸側拇短肌」兩條肌腱與滑膜過度使用，發炎、腫脹，使腱鞘空間（管道）變狹窄，導致肌腱滑動不順或受限制，大拇指活動時感覺卡住，嚴重的甚至會形成沾黏。

被稱為媽媽手的原因是由於孕婦在懷孕過程，賀爾蒙改變，肢體容易水腫，滑囊、關節因此產生輕微炎症反應，使原本狹窄的腱鞘空間變得更小，產後又長時間重複抱小孩、擠母乳、餵奶、換尿布等動作，若再加上手腕過度彎曲，角度不正確，施力不當，便很容易造

● 橈側狹窄性肌腱滑膜炎（媽媽手）圖示

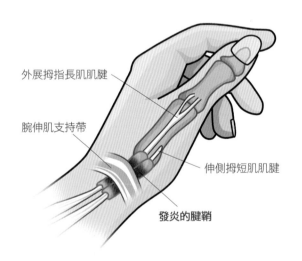

外展拇指長肌肌腱

腕伸肌支持帶

伸側拇短肌肌腱

發炎的腱鞘

脊椎本體

頭頸痠痛

肩關節痠痛

▼上肢痠痛

下肢痠痛

身心整體

成發炎症狀，因此常發生在新手媽媽，或做家事、帶小孩的婦女身上。

　　但媽媽手當然不是只有媽媽才會得到，任何人只要施力不當，過度重複使用大拇指及手腕都會得此病，例如長時間單手使用智慧型手機、平板電腦的「拇指族」，長時間打字、長期握筆的文字工作者，常做點鈔動作的金融人員，常使用剪刀的美髮與園藝人員，單手端著沉重餐盤的服務人員，常拿球拍做「挑球」動作的運動者，常拿取書本上架的圖書館員，固定手勢抓握相機的攝影人員，常單手拿鍋鏟的餐廳廚師等。

　　媽媽手的預防方法很簡單，因為是肌腱發炎引起，只要避免過度使用大拇指及手腕，減少重複性的動作次數與不正確用力，便可防止發生。若已經有此症狀，初期可透過熱敷、伸展手部筋腱肌肉改善，然若仍出現劇烈痛感，建議就醫檢查，以免狀況惡化。

● **測試自己有沒有滑鼠手？**

將大拇指用四指包覆住做握拳狀然後往小拇指的方向下壓，看是否感覺劇痛。

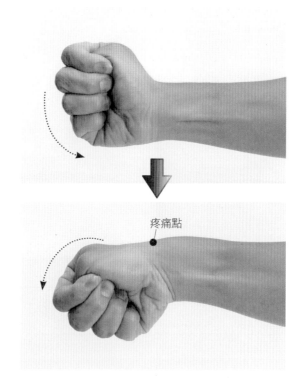

疼痛點

13 ▸ 網球肘（肱骨外上髁發炎）

　　時常做反手拍動作的網球運動選手，容易因長期施力不當，同一組動作重複使用過多，造成手腕伸直肌的肌肉、肌腱發炎，使得肘關節外側，手腕伸直肌群、肌腱附著的肱骨外上髁產生疼痛，也因此「肱骨外上髁發炎」又被稱為網球肘。

　　但是從未打過網球的人，只要在運動或工作中，常需將手腕、前臂重複做用力旋轉，或敲打，或推、拉、握、提舉重物等動作的人，便很容易因累積的慢性勞損，導致腕、肘、前臂一帶肌腱發炎，罹患此症。

● 網球肘示意圖

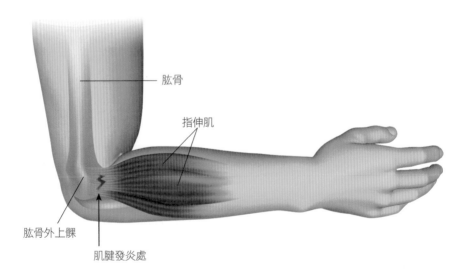

肱骨

指伸肌

肱骨外上髁

肌腱發炎處

除了網球運動，乒乓球、攀岩、羽毛球、風帆衝浪等各種運動，從事餐飲、油漆、水泥、搬運、園藝、家務工作的人也常發生。若疼痛是發生在手肘內側，則稱為高爾夫球肘，或肱骨內上髁炎。

此症剛開始，多是在做某動作時，肘外側感到疼痛，休息後便緩解，但會持續性發生。病症輕者，無法好好擰扭毛巾，病症重者，可能會在提物時突然失去力量。

由於此症屬肌腱發炎，是因過度勞累、慢性損傷引起，因此預防之道是多活動上肢關節，增強肌肉力量、肌腱強度，不過度重複單一動作，不長時間提拿重物行走，多做手臂伸展運動。若已患病者，急性期需先休息，進行止痛，等炎症情形消退，再視情況進行肌肉放鬆、伸展運動、肌力訓練等。

已有網球肘症狀的人，建議擰毛巾時，將動作改成雙手掌心朝上，雙手向下旋轉伸直的方式扭轉毛巾，即可減少反覆發炎的情形。

NOTE

▶ 網球肘的症狀

如果有以下症狀，很可能就是患有網球肘的跡象。

1. 手腕用力時會感到痠痛。
2. 手肘至手腕外側會突然間感到刺痛或疼痛。
3. 按壓手肘外側時，能感受有明顯的痛點。
4. 覺得自己的手腕肌力逐漸變差，似乎無法緊握東西。

這些症狀有時透過讓手休息後會改善，但若未治療很可能會反覆發作，因此，當有不適時，還是要及早治療。

脊椎本體

頭頸痠痛

肩關節痠痛

▼ 上肢痠痛

下肢痠痛

身心整體

14 ▶ 電腦肩（上交叉症候群、肩頸周圍組織緊繃）

　　上交叉症候群，俗稱電腦肩，是因長期使用電腦、加上姿勢不良，造成肩頸肌肉不協調而產生，輕微的狀況是體態的改變，如俗稱的圓肩、駝背等現象，覺得上身很厚實，其實這並不是身體壯碩或肥胖，而是是上交叉症候群的一種表現。

　　如果症狀嚴重的話，則會進一步引起相關關節或身體部位出現

● 上交叉症候群示意圖

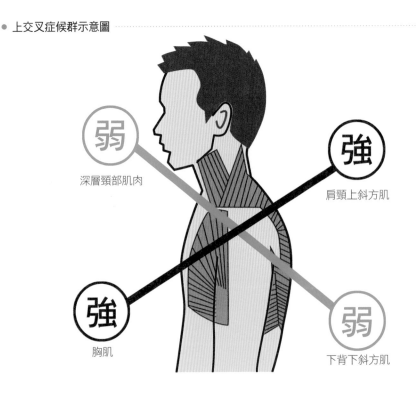

弱　深層頸部肌肉

強　肩頸上斜方肌

強　胸肌

弱　下背下斜方肌

疼痛不適的現象，雖然疼痛的位置是在肩部，但並不一定是因為罹患五十肩，而是頸部、肩膀周圍肌肉組織，前側與後側的肌肉力量失衡，長期處在緊繃、僵硬狀態，使該區血管受到壓迫，形成血液循環不良。

除了使用電腦，久坐或久站使用智慧型手機、平板電腦的人，由於長時間往前伸頸低頭、縮著肩膀、弓著身體，維持同一個姿勢太久，也會造成肩頸周圍組織的前胸部及後頸部肌群過於緊繃、上背部及頸部深層肌群則弱化無力，局部受壓缺血，引發肌肉痠痛、抽筋、肌腱發炎，嚴重甚至造成腦部缺氧，引發頭痛、頭暈、耳鳴、失眠等現象。

若一直沒有改變使用 3C 產品的不良姿態，除了肩頸會繼續痠痛，頭痛、偏頭痛、頸椎疼痛等不適症狀也將持續，日子一久，可能演變成更嚴重的問題，像是造成胸悶、呼吸不順、頸部神經壓迫引起手臂痠麻脹痛現象，不可輕忽。

解決之道就是讓肌肉的壓力獲得釋放，可以做針對性的伸展運動及相關部位的肌肉按摩。

脊椎本體

頭頸痠痛

肩關節痠痛

▼
上肢痠痛

下肢痠痛

身心整體

(34) 手掌屈曲肌腱及 小臂內側肌群伸展

功效：伸展手掌屈曲肌腱及小臂內側肌群。

[動作]

雙手在胸口前合十，左手五隻手指用力壓右手的手指，持續 20 至 30 秒，接著換邊再做，每組動作重複 3 至 5 次。

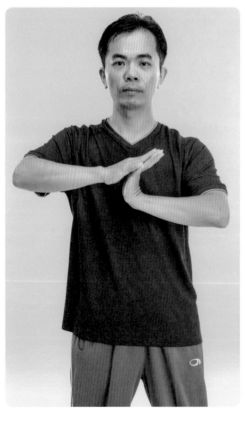 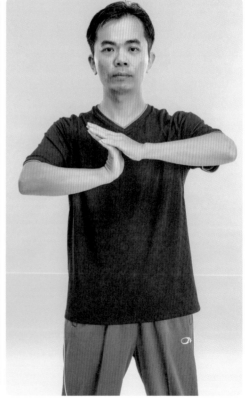

35 手背及小臂外側 肌群伸展 (2-1)

功效：伸展手背及小臂外側肌群。

[動作]

雙手手背相對，置於胸口前方，兩手肘向下用力，往中間頂，持續 20 至 30 秒，放鬆。重複 3 至 5 次。

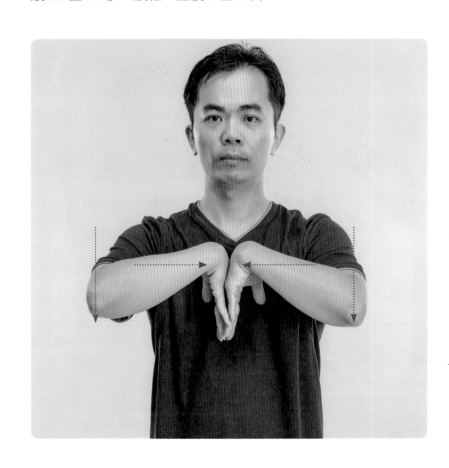

脊椎本體

頭頸痠痛

肩關節痠痛

▼ 上肢痠痛

下肢痠痛

身心整體

(36) 手背及小臂外側肌群伸展 (2-2)

功效：伸展手背及小臂外側肌群。

[動作]

雙手置於平面上，掌心朝上，十指相對平貼桌面，肩膀移於手掌上方，持續 20 至 30 秒，放鬆。重複 3 至 5 次。

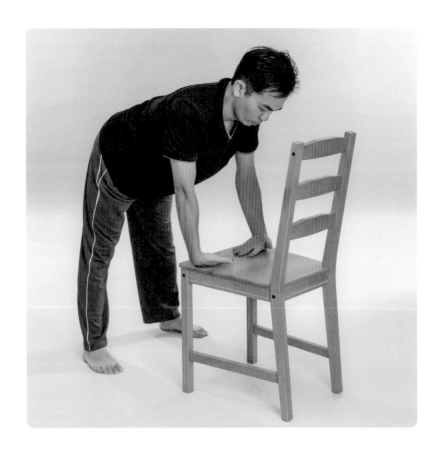

脊椎本體

頭頸痠痛

肩關節痠痛

▼上肢痠痛

下肢痠痛

身心整體

37 大拇指屈曲肌腱及
外展肌肉伸展

功效：伸展大拇指屈曲肌腱及外展肌肉。

[動作]

右手臂伸直，掌心朝上，左手從右手下方抓住大拇指往下扳，持續 20 至 30 秒，接著兩手交換再做，每組動作重複 3 至 5 次。

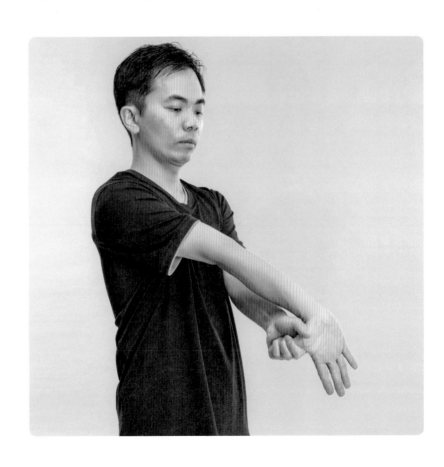

上肢痠痛的對症建議運動

(38) 肱二頭及手臂內側、手掌肌群伸展 (2-1)

功效：伸展肱二頭及手臂內側、手掌肌群。

[動作]

右手掌心朝上，左手掌心朝下，壓住手掌手指部位，往身體的方向帶回，然後右手往下伸直，持續 20 至 30 秒，接著兩手交換再做，每組動作重複 3 至 5 次。

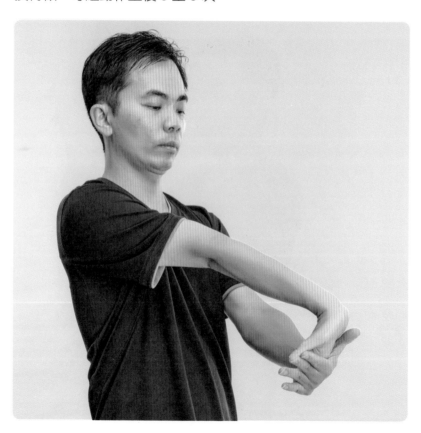

肱二頭及手臂內側、手掌肌群伸展（2-2）

功效：伸展肱二頭及手臂內側、手掌肌群。

[動作]

1. 雙手置於平面上，手指頭朝向自己的方向，掌心貼穩平面。
2. 身體重心向後移。

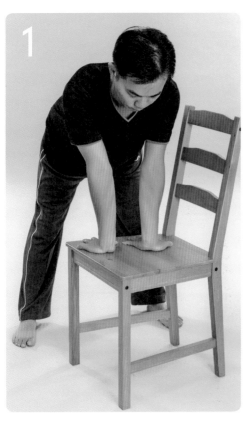

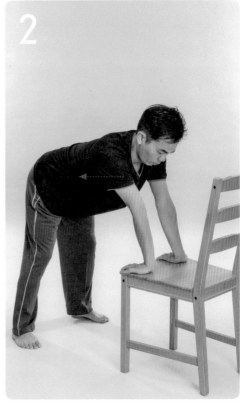

(40) 手背伏地挺身

功效：增強手臂外側、手腕、手掌肌腱的力量。

[動作]

1. 雙手置於平面上，掌心朝上，十指相對平貼桌面，肩膀移於手掌上方。

2. 身體向下屈肘，再用力撐起，重複 20 次。

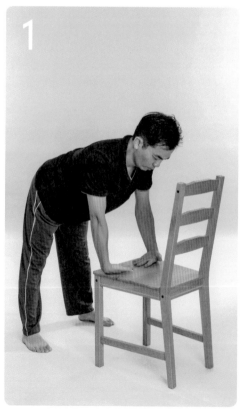

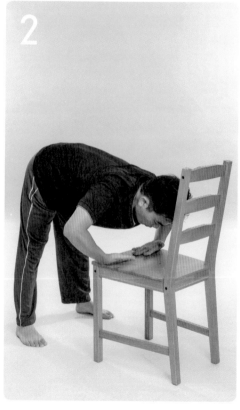

脊椎本體

頭頸痠痛

肩關節痠痛

▼
上肢痠痛

下肢痠痛

身心整體

㊶ 手腕手臂肌群伸展

功效：伸展手腕手臂肌群，增加腕關節活動度。

[動作]

1. 兩手伸直，右手放於左手上，手掌交握，大拇指朝下。

2. 交握的雙手由下往胸口的方向往上提。

3. 繞一圈往前伸直，持續20 至 30 秒，上下換手，重複做 3 至 5 次。

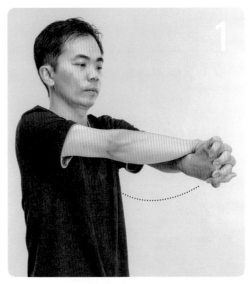

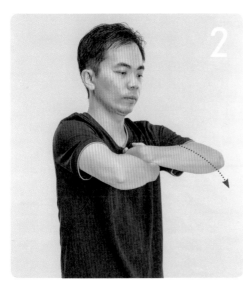

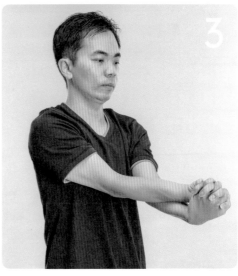

(42) 局部性肌肉訓練：抓握

功效：手部肌肉舒張及收縮的訓練，促進血液循環，加強握力。

[動作]

1. 兩手平伸，五指張開，略為停留 1 至 2 秒。

2. 然後握緊，停留 1 至 2 秒，張開握緊為一組動作，重複做 30
次。

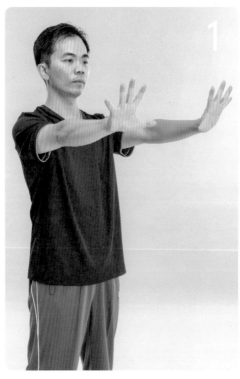
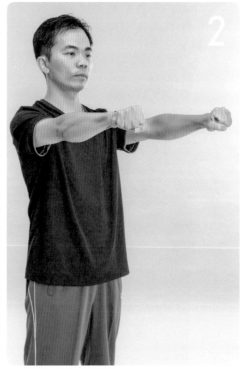

脊椎本體

頭頸痠痛

肩關節痠痛

▼上肢痠痛

下肢痠痛

身心整體

43 局部性肌肉訓練：旋腕

功效：訓練手臂、手腕、手指的肌肉，增加關節活動度。

[動作]

1. 掌心朝上，手掌向上彎。

2.3. 掌心朝自己，從小指由內向外畫圓。

4. 最後掌心朝前，十指相對。然後反轉方向做一次畫圓，回到
   初始狀態。每組做 10 至 15 次。

要領	本組動作練習請參見本書所附 DVD。

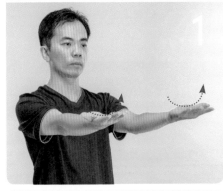

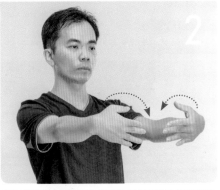

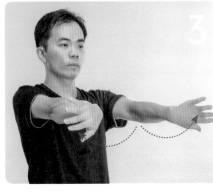

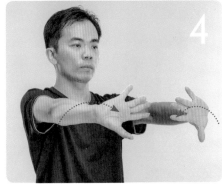

(44) 穴道按壓：手三里穴

功效：放鬆控制手腕與手指活動的肌群，時常按壓可預防肩關節問
題及改善落枕。

[動作]

1. 按壓手三里穴，手三里穴在前臂，肘橫紋下2寸（約3個指幅）
   之處。

2. 可按壓 10 至 15 秒，重複 3 至 5 次；也可以直接按住穴道做
   撥筋動作 20 至 30 次。

要領	按壓時有痛感就表示有按到穴道。

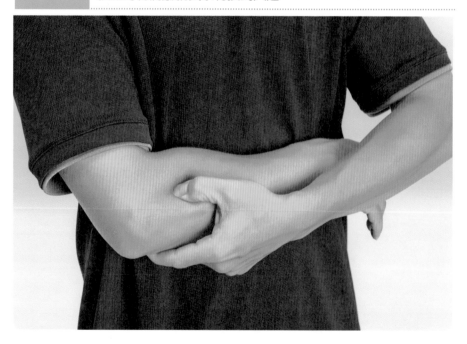

45 穴道按壓：少海穴

功效：放鬆控制手腕、手指活動的肌群，可減緩肘臂疼痛、尺神經
　　　麻痺等症狀。

[動作]

1. 屈肘，按壓肘橫紋內端與肱骨內上髁連線之中點。

2. 可按壓 10 至 15 秒，重複 3 至 5 次；也可以直接按住穴道做
   撥筋動作 20 至 30 次。

要 領	按壓時有痛感就表示有按到穴道。

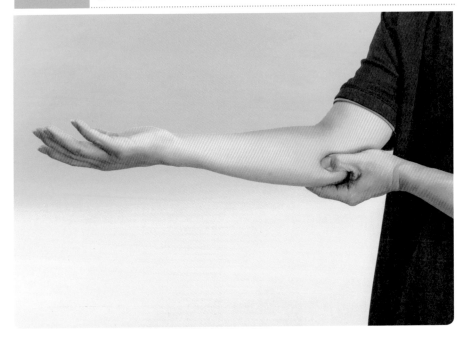

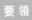

脊椎本體

頭頸痠痛

肩關節痠痛

▼ 上肢痠痛

下肢痠痛

身心整體

上肢痠痛的對症建議運動

46 八卦掌手法：滾、鑽、掙、裹

功效：有效增進手臂肌肉力量、靈活度，促進上肢六條重要經絡（手三陰、手三陽）的暢通，促進身體氣血循環，達到調和內臟的功能。

[動作]

1. 滾，就是讓手指、手腕產生向內的滾動，為圓形的旋臂動作。以肘部為軸心，從小指頭開始向內滾動旋轉，帶動手肘旋轉。

2. 鑽，是延續上個動作，形成手臂螺旋擰轉並轉動手腕向扭轉方向前進，同時往有空隙的方位鑽，伸直手指，意念放在中指。

3. 掙，是將手臂反轉，掌心向外，反震撐開的動作。

4. 裹，是向裡扣抱，把東西抱進懷中，像把包裹裹進身體。

要領　本組動作練習請參見本書所附 DVD。

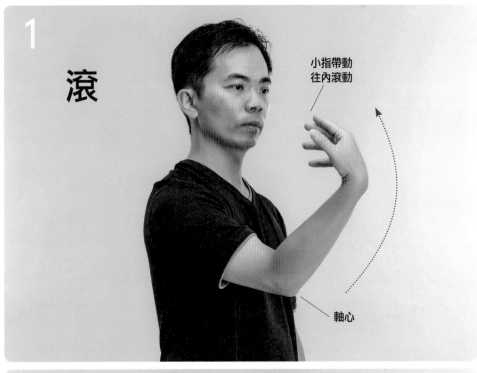

1

滾

小指帶動
往內滾動

軸心

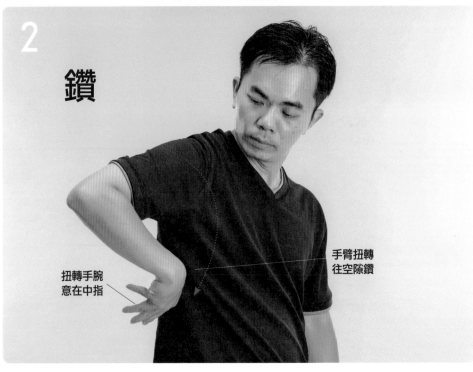

2

鑽

手臂扭轉
往空隙鑽

扭轉手腕
意在中指

脊椎本體

頭頸痠痛

肩關節痠痛

▼ 上肢痠痛

下肢痠痛

身心整體

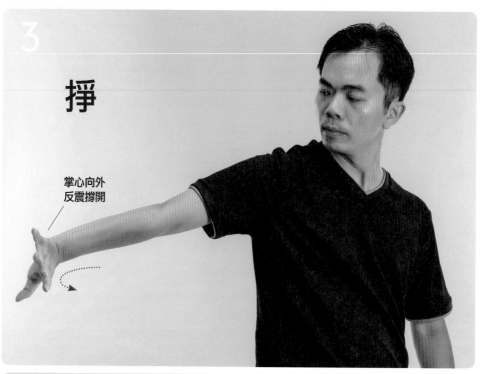

3

掙

掌心向外
反震撐開

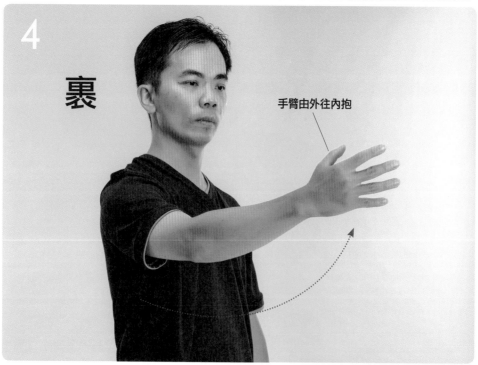

4

裹

手臂由外往內抱

下肢痠痛
問題與保健

—

膝關節、踝關節病症與足底筋膜炎，是下肢最常出現問題的部位，
人體是很精密的設計，環環相扣，牽一髮動全身，想要到老都健步如飛，
那麼從年輕時候就該好好保養。

14 ▸ 膝關節（滑車關節）問題

膝關節是人身上體積最大的關節，由股骨、脛骨和髕骨（膝蓋骨）所構成。

關節周圍肌肉韌帶無法協調造成損傷

膝蓋前方髕骨與股骨之間有一個像滑車的關節，兩旁有內、外側副韌帶維持膝關節左右向穩定度，內部有前、後十字韌帶維持膝關節

● **膝關節構造正面圖（右腳）** ···

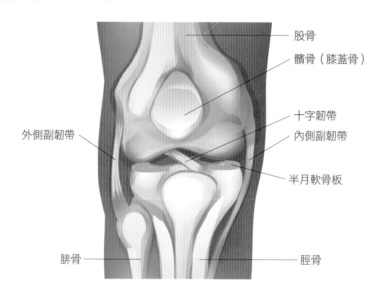

股骨

髕骨（膝蓋骨）

十字韌帶

內側副韌帶

外側副韌帶

半月軟骨板

腓骨

脛骨

前後向穩定度，並有兩個大的半月形軟骨——半月軟骨板——協助穩定、潤滑、緩衝、吸震，也是人體結構最複雜的關節。

正常膝關節的彎曲方向是直線往下彎曲，但當骨盆受力位置不對，往下會造成膝關節內翻或外翻，或形成雙腳站立兩腳膝關節無法併攏的 O 型腿，或站立時兩腳踝關節無法併攏的 X 型腿時，膝關節容易因承受壓力過大，導致半月軟骨板磨損而出問題。軟骨如果磨損，骨頭跟骨頭就容易碰撞，引起發炎，造成骨頭錯位，關節疼痛，增加退化性關節炎發生風險。

所以保護膝關節最好的做法，首先是讓你膝關節上、下、左、右、前、後、內、外側的肌肉、肌腱韌帶處於協調狀態，膝關節承受的壓力自然變小。

● X 型腿及 O 型腿影響膝關節之圖示 ⋯⋯⋯⋯⋯⋯⋯⋯⋯⋯⋯⋯⋯⋯⋯⋯⋯⋯⋯⋯⋯⋯

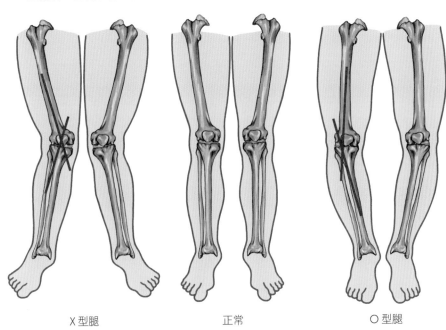

X 型腿　　　　　　　　正常　　　　　　　　O 型腿

腰、腹、骨盆亦會影響膝關節

　　因為壓力是由上往下作用，所以先要解決骨盆前傾或骨盆後傾的現象，骨盆位置是否正確直接連帶影響膝關節。

　　通常無法順利上下樓梯的人，跟膝關節退化有關，但退化主因不一定直接跟膝關節有關，主要還是來自腰、腹、骨盆區塊的問題。可能是因為走路方式不正確，身體重心不對，導致腿型變成X型或O型，或是肚子太大造成腰部脊椎擠壓，力量往下承重就越大。腰圍只要增加1公分，通常膝蓋就會增加7公斤的壓力。

　　當體重越來越重，腰部、腹部、大腿肌肉越來越沒力量，骨盆不在正確位置上，膝蓋周遭肌肉不協調會使壓力無法被平均分散，膝關節承受的壓力就會越來越大，容易造成發炎，發炎現象久了就會導致變形，變形嚴重就準備開刀換人工關節。

　　此時，要不要換人工關節呢？

　　以目前國人平均年齡，女性約82歲，男性約76歲，如果你在60歲時就關節變形，不良於行，那你要換還是不換？因為往後還有20、30年的歲月，你想怎麼過活？是否動手術更換人工關節，保留自己自主行動的能力？決定權在自己手上。由於關節變形只會越來越痛，打玻尿酸之類的方法只能暫時性的抑制，當骨骼結構相對位置沒有改變，疼痛就不會改變。因此，最好是年輕時就好好保養，從減輕體重、做運動各方面來預防。

保養關節從年輕時開始

　　人體是很精密的設計，環環相扣，牽一髮動全身，沒有一處不重要，沒有一處可疏忽，要想愉快的安享天年，理想狀態是身強體壯，

耳聰目明，健步如飛，那麼從年輕時候就該好好保養膝關節，因為軟骨若磨損了是無法恢復原狀的。

膝關節保養的運動建議為游泳、踩腳踏車、打太極拳，以及做大腿前側肌肉、後側肌群的伸展，以及臀部外側肌肉伸展，弓箭步伸展等動作。

脊椎本體

頭頸痠痛

肩關節痠痛

上肢痠痛

▼ 下肢痠痛

身心整體

實 證 分 享

▌ 老師對痠痛的處理，專業而有效

　　李棟樑老師在處理痠痛上真的是非常的專業，能夠了解我疼痛的狀況問題是出在哪，對症下「手」，讓我的痠痛可以在很短的時間內被減輕與解決，而且會教我一些簡單的運動來輔助我的痠痛問題。

　　舉我朋友為例，有一次他的腳踝因舊傷再次疼痛復發，經李老師一次的處理，當天不適感就減輕一半以上，隔天甚至就好了，而且到現在都沒復發過，讓我的朋友從一開始不覺得李老師跟其他同業有什麼不同，到後來主動誇獎李老師很厲害！！我想這就是李老師專業且與眾不同的地方！（塔羅占卜師巫小姐）

踝關節問題與足底筋膜炎

人體下肢三大關節：髖關節、膝關節、踝關節，好像比較少聽到人們談論踝關節，但其實三大關節中，承受壓力最大的其實是位於末梢的踝關節，而且若發生問題，其所造成的疼痛與不方便指數，並不比上面兩者來得低，而踝關節容易發生的問題主要是扭傷韌帶。

站立重心與足弓的影響

常穿高跟鞋、從事跑步或籃球等踝關節使用頻率高的運動的人，很容易不小心就扭傷腳踝。有 X 型腿或 O 型腿型的人，由於腿部肌肉左右不協調，行走時的重心力量容易偏向某一側，也容易扭傷。此外，腳掌足弓結構也會影響踝關節。

● 身體正確站立時的重心線

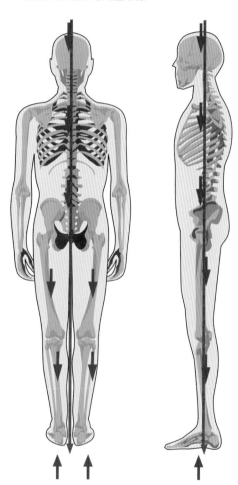

脊椎本體

頭頸痠痛

肩關節痠痛

上肢痠痛

▼ 下肢痠痛

身心整體

● 正常的足弓及足部重心位置示意圖

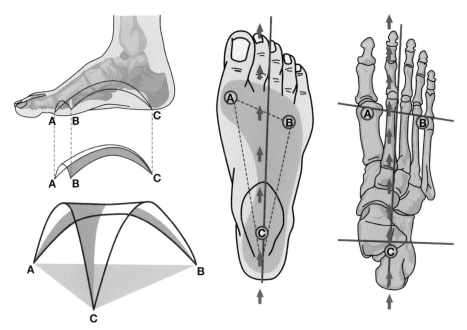

　　站立時，踝關節若過度往內翻或往外翻，表示足弓異常，可能是扁平足。一般正常足底，足弓會像彈簧一樣有著很好的緩衝機制，人體重量壓力能平均分散於腳掌，而扁平足則是內側足弓坍陷（如圖示），足弓的肌腱筋膜由於被拉長，失去原本的緩衝效應，身體壓力很容易整個壓往內側，容易導致腳踝扭傷，膝關節外翻等傷害。

　　扁平足又分先天型及後天型。先天型扁平足主要跟骨頭結構有關，是因為舟狀骨異常，建議先做伸展動作，再做腳踝部的對應運動。後天扁平足則是足弓原本正常，但因腳部受傷、骨折、肥胖、糖尿病、神經肌肉病變、關節炎、類風濕性關節炎等問題日積月累，足部肌腱、韌帶承受的壓力慢慢大於正常結構所能承重而造成，嚴重程度屬漸進式，及早發現及早防治，可以避免關節加速老化受損。

除了扁平足，另一種異常足弓是高弓足。所謂的高弓，是指腳底足弓肌腱筋膜緊繃收縮，腳背隆起，足底與地面接觸面積變少，身體壓力集中分布在前腳掌與後腳跟，中間懸空，使得足部緩衝吸震效果不佳，走路步態會呈跳躍式晃動。

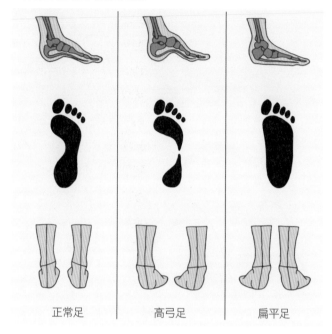

● 身體正確站立時的重心線

正常足　　　高弓足　　　扁平足

觸地就痛的足底筋膜炎

講到足部，常見問題還有足底筋膜炎，通常發生在剛睡醒時，踩在地板的第一步感覺腳跟疼痛，不過多走幾步就不痛了，可是當太久沒走動，又會重複上述的情形。

足底筋膜炎其實不是一開始足底筋膜就發炎，而是足底的肌腱筋膜因為長時間不當受力，例如足弓結構異常、常穿高跟鞋、尖頭鞋、長時間站立或走路、常提重物增加足部負荷等，足部肌肉被壓迫導致疲勞或拉傷，足部張力出現問題，肌腱筋膜慢慢退化才引起肌肉疼痛甚至發炎，所以服用消炎藥或打消炎針並無法真正有效解決足底筋膜炎，常常伸展足背肌肉，放鬆腳底肌腱筋膜壓力才是不再復發的重點

關鍵。

　　已有膝關節、踝關節、足底筋膜炎等問題的人及想預防這些問題發生，避免足底筋膜退化的人，可以使用拉筋板做腳板伸展，以及進行針對腳背足底肌群、大腿後側肌群、大腿前側肌肉、臀部外側肌肉、大腿內側肌群、小腿前側及腳背肌群等部位做伸展，以及做弓箭步伸展、腳趾抓毛巾等運動舒緩疼痛，同時強化肌力、增進體能。

● 腳踝關節側面圖示

　　發炎位置如圖，足底筋膜易發炎位置比例，足跟約佔 2/3，足掌約佔 1/3。

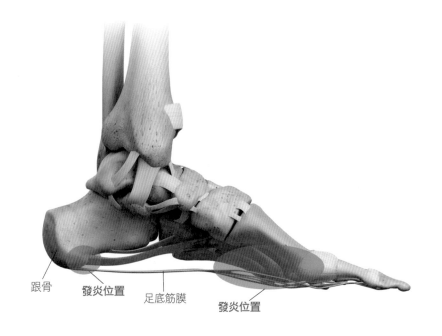

跟骨　　**發炎位置**　　足底筋膜　　**發炎位置**

脊椎本體

頭頸痠痛

肩關節痠痛

上肢痠痛

▼ 下肢痠痛

身心整體

47 小腿後側伸展

功效：伸展小腿後側肌群、阿基里斯腱、足底筋膜。

[方法]

1. 拉筋板：循序漸進調整拉筋板角度，靜止站立 15 分鐘。

2. 前壓：右腳在前，左腳在後，屁股後坐，身體前彎，右手抓右腳掌往身體方向扳，停留 20 至 30 秒，之後換邊操作，可重複做 3 至 5 次。

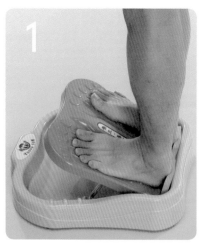

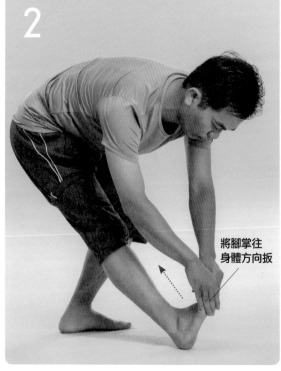

將腳掌往
身體方向扳

脊椎本體

頭頸痠痛

肩關節痠痛

上肢痠痛

▼下肢痠痛

身心整體

48 腳背足底肌群伸展

功效：伸展小腿後側肌群、阿基里斯腱、足底筋膜、大腿後側、下
　　　背部。

[動作]

1. 單腳：坐姿，右腳在前，左腳曲膝，腳掌置於右大腿內側，
　身體前彎，雙手抓右腳掌往身體方向扳，停留 20 至 30 秒，
　之後換邊操作，可重複 3 至 5 次。

2. 雙腳：坐姿，雙腳
　在前，膝蓋可以保
　持 微 曲，身 體 前
　彎，雙手抓腳掌往
　身體方向扳，停留
　20 至 30 秒，之後
　換邊操作，可重複
　3 至 5 次。

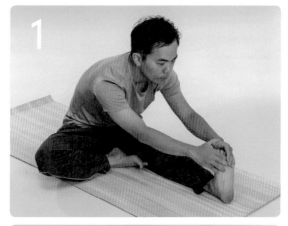

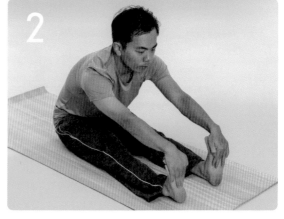

> 要領
>
> 如手無法搆到腳，則可
> 用毛巾輔助，或只要抓
> 在小腿或腳踝的位置即
> 可。

(49) 大腿後側肌群伸展

功效：伸展大腿後側肌群。

[動作]

身體站立，將右腳腳跟置於桌上，腳板向上回勾，雙手抓住腳
掌，骨盆擺正，正面朝前，脊椎拉直，身體前彎，腹部盡量貼
近大腿，停留 20 至 30 秒，之後換邊操作，可重複 3 至 5 次。

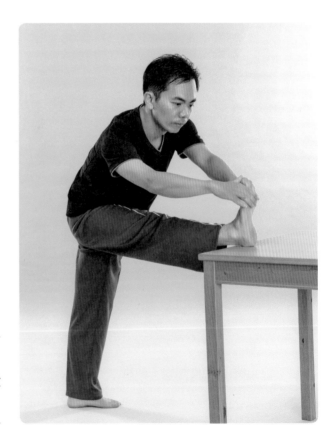

要領

置於桌上的腳，
建議最好比骨盆
位置高。

脊椎本體

頭頸痠痛

肩關節痠痛

上肢痠痛

▼ 下肢痠痛

身心整體

大腿前側肌肉伸展

功效：伸展大腿前側的股四頭肌。

[動作]

站姿，右腳站立，左腳向後彎曲，雙手抓左腳腳背，骨盆保持穩定，雙腳膝蓋併攏，腳跟盡量靠近臀部，停留 20 至 30 秒，之後換邊操作，可重複 3 至 5 次。

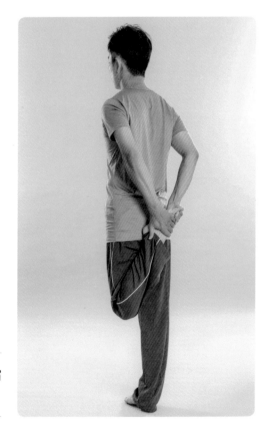

要領

雙腳膝蓋盡量併攏，縮小腹以維持骨盆穩定。

51 臀部外側肌肉伸展（2-1）

功效：伸展臀部外側肌肉。

[動作]

1. 身體面朝下方，雙手撐地，右腳向後伸直，膝蓋、腳背置於地板上，左腳小腿放於胸前，左大腿在右胸部下方，身體往前壓，重心置於骨盆上。
2. 身體慢慢往前靠近地板方向，可手肘著地或雙手延伸，額頭著地。停留20至30秒，之後換邊操作，可重複3至5次。

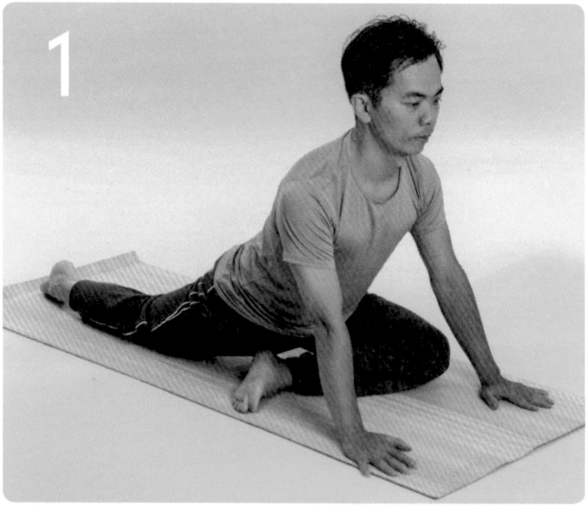

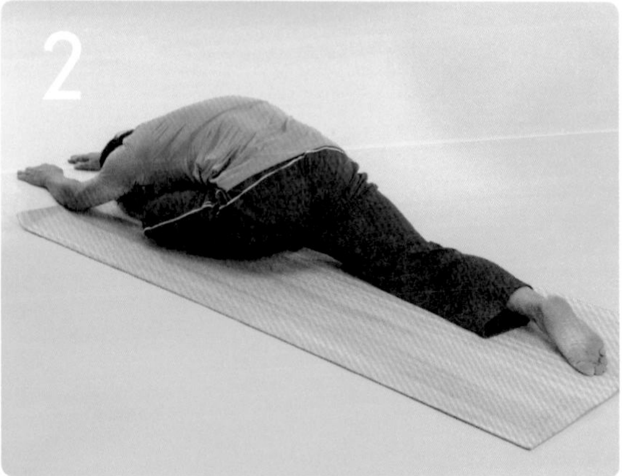

要領

注意重心不要偏斜一邊，尤其是彎曲的那隻腳，腳板要往上回勾。

脊椎本體

頭頸痠痛

肩關節痠痛

上肢痠痛

▼下肢痠痛

身心整體

臀部外側肌肉伸展（2-2）

功效：伸展臀部外側肌肉。

[動作]

身體直立，左腳彎曲，小腿置於右腳膝蓋上方，腳板往上回勾，雙手曲膝下蹲，雙手扶在膝蓋及腳踝的位置，臀部盡量往下、往後坐，身體保持平衡。停留 20 至 30 秒，之後換邊操作，做 3 至 5 次。

要領	單腳站立重心不穩的人可以雙手扶著牆壁或桌子。

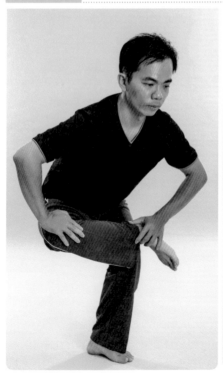
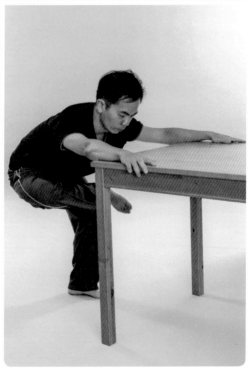

(53) 大腿內側肌群伸展（2-1）

功效：伸展大腿內側肌群。

[動作]

坐姿，兩腳盡量打開，腳尖朝上，脊椎拉直，身體前傾向下，可手肘著地或雙手往前延伸，直至額頭點地，停留 20 至 30 秒，重複做 3 到 5 次。

要 領	以自己能力所及盡量做到，即使無法伸展太大角度，也要保持腳尖朝上，脊椎拉直。

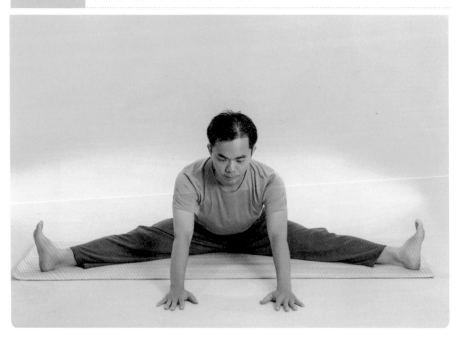

脊椎本體

頭頸痠痛

肩關節痠痛

上肢痠痛

▼ 下肢痠痛

身心整體

大腿內側肌群伸展（2-2）

功效：伸展大腿內側肌群。

[動作]

身體直立，左腳向左側展開，置於椅子上，腳掌踩穩平貼椅面，右腳膝蓋往下蹲，左手壓於大腿上端接近髖關節處，停留 20 至 30 秒，之後換邊操作，重複做 3 到 5 次。

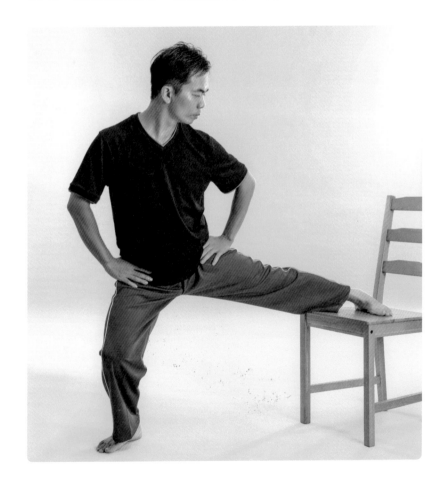

55 跪姿式股四頭肌伸展

功效：伸展大腿前側肌群、髂腰肌。

[動作]

兩腳呈跪姿，左腳向前跨大步，小腿與地面成90度，後腳膝蓋、腳背平貼地板，身體直立，骨盆向前、向下推，前後大腿要開展成一直線，脊椎保持直立狀態，雙手放在左大腿上保持平衡。停留 20 至 30 秒，之後換邊操作，左右各做一次為 1 組動作，每組做 3 至 5 次。

要領	雖然是靜止動作，但是每個部位姿勢都要注意，才能有效伸展。

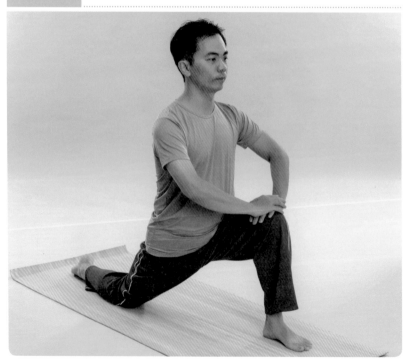

脊椎本體

頭頸痠痛

肩關節痠痛

上肢痠痛

▼下肢痠痛

身心整體

(56) 伸展小腿前側及腳背肌群

功效：伸展小腿前側及腳背肌群。

[動作]

1. 跪姿，雙手往後放在距離腳趾尖約略一個手掌的距離，指尖朝前方或朝外側，挺胸夾背縮小腹，重心往後，臀部壓在腳跟上，停留 20 至 30 秒，可重複做 3 到 5 次。

2. 加強版，把重心往後移，雙腳膝蓋提起，更加強足背的伸展。

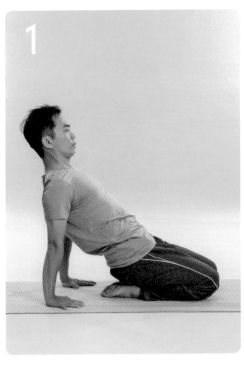

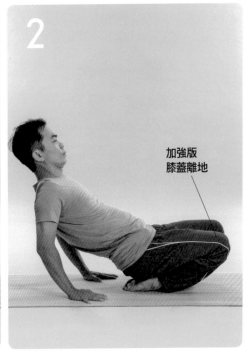

加強版
膝蓋離地

(57) 腳趾抓毛巾

功效：放鬆腳底肌筋膜的壓力，訓練腳底肌筋膜的力量。

[動作]

1. 椅子前地上鋪一條毛巾，坐在椅子上，兩腳平均穩放地板上。

2. 踩在毛巾的前緣，五趾張開，然後五趾內縮，像抓東西一樣，
   把毛巾慢慢抓到腳底下，重複 5 次。

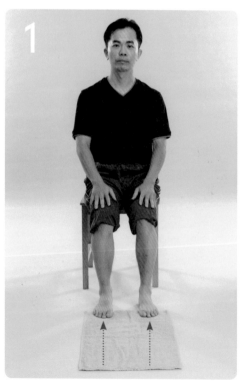
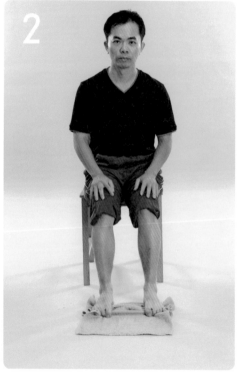

脊椎本體

頭頸痠痛

肩關節痠痛

上肢痠痛

▼ 下肢痠痛

身心整體

（58）足部運動

功效：強化腳踝四周肌肉肌腱韌帶的彈性及力量。

[動作]

1.2. 雙腳重心，前後移動。先提腳跟向上，腳趾著地；然後重心後移，腳跟著地，前腳掌翹起，重複做 10 至 20 次。

3.4.5.6. 以雙腳周邊順時針方向觸地畫圓，從腳趾開始，提腳跟，腳趾向下，順時鐘畫圓，將腳板移於右腳板外側，左腳板內側，接著重心移到雙腳腳跟，再移到右腳板內側，左腳板外側，回到雙腳提腳跟，重複做 10 圈。

| 要 領 | 如果重心不穩，可以扶著牆壁或桌子做。 |

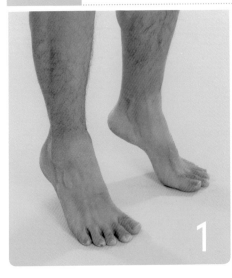

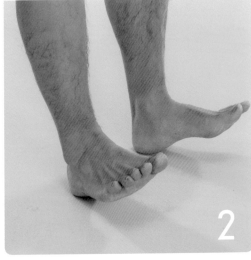

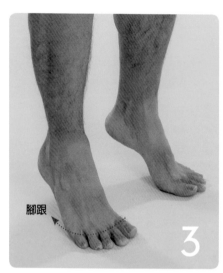

腳跟

3

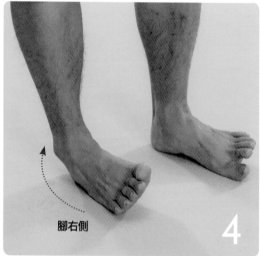

腳右側

4

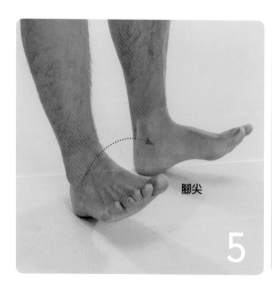

腳尖

5

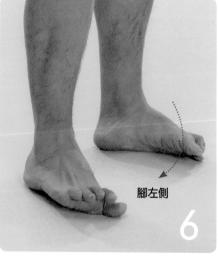

腳左側

6

身心整體
保健運動

椿功可使人上鬆下實，內外合一，
其中混元椿是武術運動中的基本椿式，而養炁還元可運用在運動後放鬆肌肉，
調整呼吸，並涵養丹田內氣，達到身心保健之效。

▸ 認識樁功

　　樁功是保持靜止站立的姿勢，進行以意領氣，以氣運身的一種外靜內動的練習方法。練習時要注意保持靜止站立姿勢，頭向上頂，全身放鬆，由自然呼吸改為腹式深呼吸（呼吸要求細、勻、慢、長），以氣沉丹田的方法，鍛鍊丹田氣感。

上鬆下實，內外合一

　　練習樁功時，要先使上半身的重量沉至腰部，放鬆腰部肌群，接著使其重量沉至胯部，再放鬆胯部肌群，最後使其重量向下平均落於兩腳。這樣身體上部保持輕鬆虛靈，呼吸自然通暢，兩腳支撐穩定，下部就能沉實。

　　漸漸就能感受身體各個環節維持姿勢時肌肉的舒張、收縮，再配合腹式呼吸，便能體會氣在體內流動，以意領氣，氣聚丹田，流走四肢的感覺。

　　此外，站樁時肌肉處於等長收縮的狀態，能夠有效地增強下肢肌群的力量。**在呼吸與意念的配合之下，可使肌肉舒張、收縮感知能力提高，增加大腦運動中樞徵召肌肉的能力，使每條神經能控制的肌纖維較多，同時徵召比較多的肌肉，動作更加運轉如意**，肢體節節貫串，便可發揮更大的力量，逐步形成「意到、氣到、力到、身到」、「內外合一」的技能。

如果有機會觀察練習中國武術的高手，會發現他們的肌肉都不壯碩，但他們發揮出的整體力量卻比練出大肌肉的人強很多。**這是因為他們在訓練時，並不會把重點放在提高肌肉量上，而是著重提高神經徵召肌肉的能力。**

肌肉徵召能力較強的人，更能使身體內外協調運轉，有序化的配合，能使力量可以集中於一點爆發。而這種訓練對於現代人非常有幫助，可以促進整體的健康，在此，我們將介紹混元樁與養炁還元兩種功法。

混元樁與養炁還元

混元樁亦寫作渾元樁，是武術運動中的基本樁式，也被稱為無極樁、太極樁等。混元意指天地，天地能滋生萬物。取此意，乃武術運動中諸多樁式都由混元樁衍生而成，混元樁的基本要領也被各類樁功廣泛吸收利用，養炁還元亦是。

完整的混元樁過程是從無極開始，然後生太極，再生兩儀、四象，接著走八卦、六十四卦，再從六十四卦走八卦、四象、兩儀，回到混元。

武壇叢書《養炁還元》中提到，「人體以腹為無極，臍為太極，兩腎為兩儀，兩胳膊兩腿為四象，兩胳膊兩腿各兩節為八卦，兩手兩足共二十指計五十六節，再加兩胳膊兩腿八節共六十四節，合六十四卦也。」

養炁還元中最主要的動作就是混元樁，是武術訓練層次中的修養法門，其動作很簡單，卻可協助氣血運行十二經脈，同時能修練精、氣、神，常練有益身心健康。

「炁」與「氣」同音，一般認為「氣」偏屬後天，「炁」偏屬先天，

脊椎本體

頭頸痠痛

肩關節痠痛

上肢痠痛

下肢痠痛

▼身心整體

也就是說後天之氣為「氣」，先天之氣為「炁」。

「炁」與「氣」都是生命能量，只要人活著，身上就一定會有。至於兩者差異，簡單講，「氣」是未精鍊的生命能量，「炁」則是精鍊過的生命能量。

養炁還元就是從混元椿開始，將手腳四肢關節延伸打開，再將手腳四肢關節往內收回，回到混元椿。養炁還元可運用在運動後放鬆肌肉，調整呼吸，氣血回流內臟，涵養丹田內氣，並以意念體會人身內氣與外界大氣相互交融流轉。

站椿的好處與功效

　　武術訓練中，最重要的基本功就是「站椿」，是一種以站立姿勢強化下盤的練習方法，並藉由肌肉處在緊繃狀態與意念講究放鬆的對比，達到鍛鍊意志力，提升自我覺察力的目的。

　　站椿可分為 2 種，一種是以增強體能及下盤穩定感為主的椿法，例如馬步、弓箭步；一種則是講究心性修養，強健身心的椿法，屬氣功，例如混元式。

　　站椿可加強五臟六腑新陳代謝機能，提升免疫力。讓中樞神經獲得充分的休息，靜心鬆弛。強化肌肉、骨骼，增長氣力。

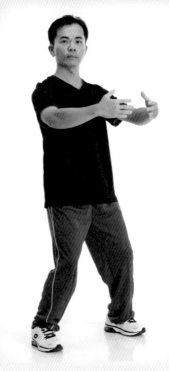

　　對於現代人而言，站椿是非常好的運動，可使上實下虛（例如：低頭滑手機、長期打電腦的姿勢會使氣血容易集中在身體上半部，容易造成頭昏、頭暈、頭痛、肩頸痠痛…等症狀）的體質，轉換成上虛下實，促進全身血液循環不易產生高血壓、心血管等慢性疾病。

脊椎本體

頭頸痠痛

肩關節痠痛

上肢痠痛

下肢痠痛

▼ 身心整體

59 混元椿

功效：加強五臟六腑新陳代謝機能，提升免疫力。讓中樞神經獲得
充分的休息，靜心鬆弛。強化肌肉、骨骼，增長氣力。

[動作]

1. 混元椿為身體靜止放鬆的動作，正確姿勢為雙腳與肩同寬，
   腳尖朝前，兩眼平視，精神內斂，呼吸平緩。接著兩臂向前
   抬起，向內環抱，五指自然分開，上舉與肩齊高，沉肩、墜肘、
   沉腕、舒指，肩、背、肘微微向外撐開，使兩臂繃圓。

2. 脊椎挺立，中正安舒，鬆腰落胯，使上半身重量沉至胯部，
   兩腳屈膝微蹲，重心平均落於兩腳。保持腹式深呼吸。

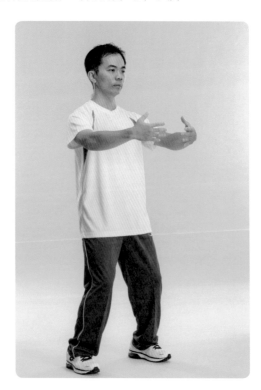

> 要領

初學者可先從每次持續 2 至
3 分鐘開始練習，如發現全
身或局部肌肉僵硬，則可站
起休息，等肌肉放鬆後再接
著練習，慢慢增加時間，可
有效增加身體的能量。(本
組動作練習請參見本書所附
DVD)

脊椎本體

頭頸痠痛

肩關節痠痛

上肢痠痛

下肢痠痛

▼身心整體

 養炁還元

功效：協助氣血運行十二經脈，同時能修煉精、氣、神。

[動作]

1. 兩腳與肩同 站立，雙腳微微屈膝，全身放鬆，無思無慮，呼吸細長，心平氣和。

2. 雙腳依然屈膝，兩手在腹部位置抱圓，慢慢上提，自然懷抱於胸前，意念置於中宮（即中醫所謂的中焦，指橫膈膜以下、肚臍以上的腹腔上部位置，內有脾、胃、肝、膽等臟腑，負責消化、吸收，具有運化水穀，化生氣血的功能）。

3. 兩腳微微屈膝，同時兩手自然下沉，兩掌朝上抱於小腹，意守中宮。

4. 兩膝慢慢伸直，同時雙手手背相對，手指輕輕靠攏，緩緩上提至胸前，意念想著「氣」往下走向雙腿，往上走向兩臂。

5. 接著雙掌掌心朝上平行向前延伸，並將嘴型縮成圓形，如同吹口哨般慢慢將氣吹出。

6. 雙手向正前延伸到最遠處。

7. 雙手由正前往身體兩側平伸敞開，掌心維持向上，意念及動作上盡量將四肢、手指、腳趾向外延伸伸直，整個動作進行過程時配合緩緩吸氣。

8. 閉氣，腳掌抓地提湧泉穴，兩手指尖各節逐次屈指握拳。雙手握拳慢慢回到肩上兩側，依然保持閉氣。

9. 收回下顎，雙拳相對，仍然閉氣。兩拳互頂，用力一擠，將氣吞嚥，

10. 雙拳鬆開變掌，兩手手背相對，指尖自然下垂。

11. 慢慢吐氣，全身放鬆，雙手自然往下回到中宮。雙手向下自然垂於兩腿旁，意念無思無慮。

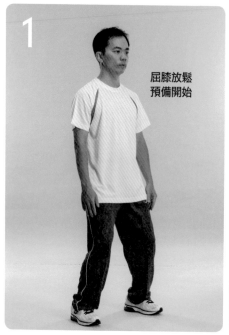

屈膝放鬆
預備開始

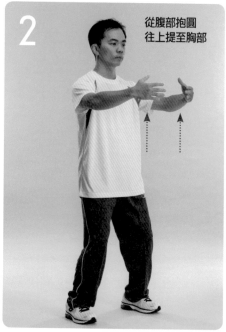

從腹部抱圓
往上提至胸部

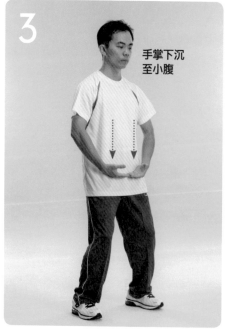

手掌下沉
至小腹

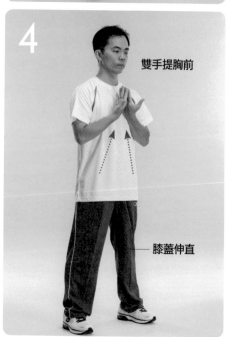

雙手提胸前

膝蓋伸直

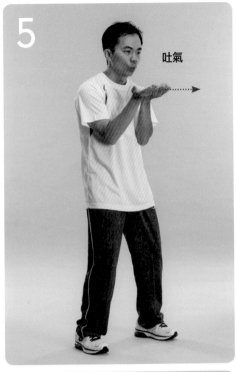

5　吐氣

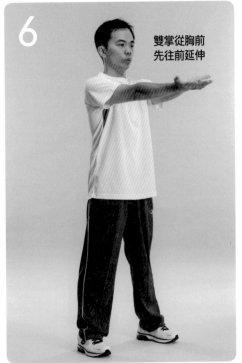

6　雙掌從胸前
先往前延伸

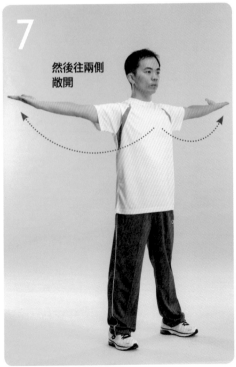

7　然後往兩側
敞開

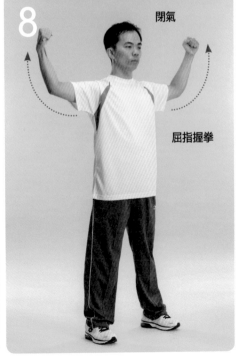

8　閉氣

屈指握拳

脊椎本體

頭頸痠痛

肩關節痠痛

上肢痠痛

下肢痠痛

身心整體

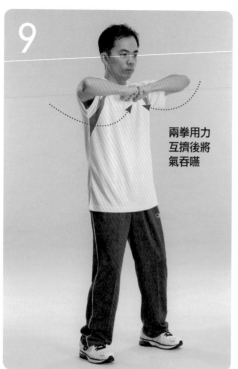

兩拳用力
互擠後將
氣吞嚥

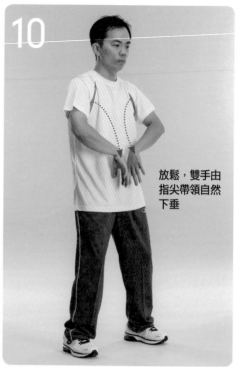

放鬆，雙手由
指尖帶領自然
下垂

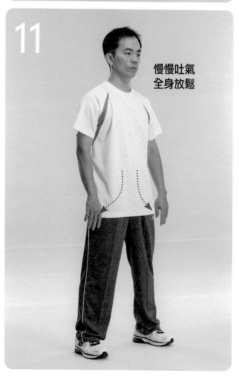

慢慢吐氣
全身放鬆

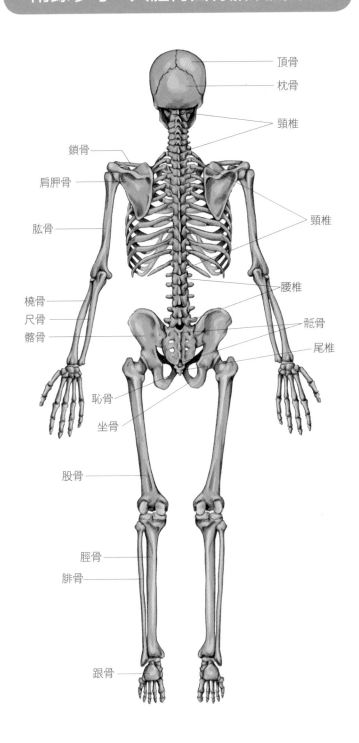

頂骨

枕骨

頸椎

鎖骨

肩胛骨

頸椎

肱骨

橈骨

尺骨

髂骨

腰椎

骶骨

尾椎

恥骨

坐骨

股骨

脛骨

腓骨

跟骨

國家圖書館出版品預行編目資料

對症運動,鬆出好健康 / 李棟樑著. -- 初版. --
　臺北市 : 商周出版 : 家庭傳媒城邦分公司發行,
　民104.11
　面 ；　公分.
　ISBN 978-986-272-919-9(平裝附數位影音光碟)

1.運動健康 2.武術

411.71　　　　　　　　　　　　104021600

BO0234

對症運動，鬆出好健康

作　　　　者／李棟樑
文 字 整 理／李泳霈
責 任 編 輯／張曉蕊
編 輯 協 力／葛晶瑩
平 面 攝 影／賴光煜
光 碟 攝 製／孔祥儒

版　　　　權／翁靜如、林心紅、吳亭儀
行 銷 業 務／張倚禎、石一志
總 編 輯／陳美靜
總 經 理／彭之琬
發 行 人／何飛鵬
法 律 顧 問／台英國際商務法律事務所羅明通律師
出　　　　版／商周出版
　　　　　　　台北市104民生東路二段141號9樓
　　　　　　　電話：(02) 25007008　傳真：(02)25007759
　　　　　　　E-mail：bwp.service@cite.com.tw
發　　　　行／英屬蓋曼群島商家庭傳媒股份有限公司城邦分公司
　　　　　　　台北市中山區民生東路二段141號2樓
　　　　　　　書虫客服服務專線：02-25007718；25007719
　　　　　　　服務時間：週一至週五上午09:30-12:00；下午13:30-17:00
　　　　　　　24小時傳真專線：02-25001990；25001991
　　　　　　　劃撥帳號：19833503；戶名：英屬蓋曼群島商家庭傳媒股份有限公司城邦分公司
　　　　　　　讀者服務信箱：service@readingclub.com.tw
　　　　　　　城邦讀書花園 www.cite.com.tw
香港發行所／城邦（香港）出版集團
　　　　　　　香港灣仔駱克道193號東超商業中心1樓 _ E-mail：hkcite@biznetvigator.com
　　　　　　　電話：(852) 25086231　傳真：(852) 25789337
馬新發行所／城邦（馬新）出版集團【Cite (M) Sdn Bhd】
　　　　　　　41, Jalan Radin Anum, Bandar Baru Sri Petaling, 57000 Kuala Lumpur, Malaysia.
　　　　　　　電話：(603) 90578822　傳真：(603) 90576622

封 面 設 計／張哲榮
插　　　　畫／CK.MAN、Shutterstock.com
版 面 設 計／林曉涵
印　　　　刷／鴻霖印刷傳媒股份有限公司
總 經 銷／聯合發行股份有限公司　電話：(02)2917-8022　傳真：(02) 2911-0053
　　　　　　　地址：新北市231新店區寶橋路235巷6弄6號2樓

■2015年（民104）11月初版　　　　　　　　　　　　　　　Printed in Taiwan
定價350元

城邦讀書花園
www.cite.com.tw

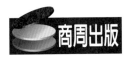
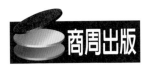

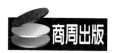

讀者回函卡

感謝您購買我們出版的書籍！請費心填寫此回函卡，我們將不定期寄上城邦集團最新的出版訊息。

不定期好禮相贈！
立即加入：商周出版
Facebook 粉絲團

姓名：＿＿＿＿＿＿＿＿＿＿＿＿＿＿＿＿＿　性別：□男　□女

生日：西元＿＿＿＿＿＿年＿＿＿＿＿＿月＿＿＿＿＿＿日

地址：＿＿＿＿＿＿＿＿＿＿＿＿＿＿＿＿＿＿＿＿＿＿＿＿＿

聯絡電話：＿＿＿＿＿＿＿＿＿＿　傳真：＿＿＿＿＿＿＿＿＿

E-mail：＿＿＿＿＿＿＿＿＿＿＿＿＿＿＿＿＿＿＿＿＿＿＿＿

學歷：□ 1. 小學 □ 2. 國中 □ 3. 高中 □ 4. 大學 □ 5. 研究所以上

職業：□ 1. 學生 □ 2. 軍公教 □ 3. 服務 □ 4. 金融 □ 5. 製造 □ 6. 資訊

　　　□ 7. 傳播 □ 8. 自由業 □ 9. 農漁牧 □ 10. 家管 □ 11. 退休

　　　□ 12. 其他＿＿＿＿＿＿＿＿＿＿＿＿＿＿＿＿＿＿＿＿

您從何種方式得知本書消息？

　　　□ 1. 書店 □ 2. 網路 □ 3. 報紙 □ 4. 雜誌 □ 5. 廣播 □ 6. 電視

　　　□ 7. 親友推薦 □ 8. 其他＿＿＿＿＿＿＿＿＿＿＿＿＿＿

您通常以何種方式購書？

　　　□ 1. 書店 □ 2. 網路 □ 3. 傳真訂購 □ 4. 郵局劃撥 □ 5. 其他＿＿＿＿

您喜歡閱讀那些類別的書籍？

　　　□ 1. 財經商業 □ 2. 自然科學 □ 3. 歷史 □ 4. 法律 □ 5. 文學

　　　□ 6. 休閒旅遊 □ 7. 小說 □ 8. 人物傳記 □ 9. 生活、勵志 □ 10. 其他

對我們的建議：＿＿＿＿＿＿＿＿＿＿＿＿＿＿＿＿＿＿＿＿＿

＿＿＿＿＿＿＿＿＿＿＿＿＿＿＿＿＿＿＿＿＿＿＿＿＿＿＿＿＿

＿＿＿＿＿＿＿＿＿＿＿＿＿＿＿＿＿＿＿＿＿＿＿＿＿＿＿＿＿